PERSPECTIVAS EN MEDICINA:

Evaluación de los riesgos psicosociales en tres centros de Urgencias y Emergencias Extrahospitalarias de la Región de Murcia

© PERSPECTIVAS EN MEDICINA: Evaluación de los riesgos psicosociales en tres centros de Urgencias y Emergencias Extrahospitalarias de la Región de Murcia

© Ana María Reche Rodríguez; Rosa María Fernández Martínez; Inmaculada Torres Fernández; María Espuche Jiménez; Andrés Fernando Rojas Gutiérrez; Cristina Espuche Jiménez

ISBN Libro en papel: 978-84-685-8496-6

ISBN eBook en PDF: 978-84-685-8497-3

1ª EDICION

Septiembre 2024

Impreso en España

Editado por Asociación Murciana de Desarrollo Profesional de las Profesiones Sanitarias

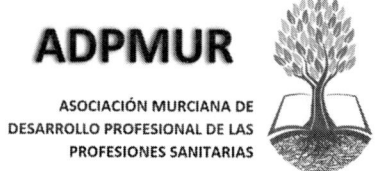

ADPMUR

ASOCIACIÓN MURCIANA DE
DESARROLLO PROFESIONAL DE LAS
PROFESIONES SANITARIAS

9 788468 584966

Autores:

Ana María Reche Rodríguez

- Graduada en Medicina por la Universidad de Murcia
- Médico especialista en Medicina Familiar y Comunitaria
- Máster en Urgencias y Emergencias de la Universidad Católica San Antonio de Murcia
- Máster en Prevención de Riesgos Laborales de la Universidad Miguel Hernández de Elche

Andrés Fernando Rojas Gutiérrez

- Graduado en Medicina en la Universidad de la Sabana, Bogotá, Colombia
- Médico Especialista en Medicina Familiar y Comunitaria
- Máster en Dirección y Gestión Sanitaria en la Universidad de la Rioja
- Máster en Prevención de Riesgos Laborales de la Universidad Miguel Hernández de Elche

Cristina Espuche Jiménez

- Graduada en Medicina por la Universidad de Murcia
- Médico Interno Residente de Aparato Digestivo
- Máster en Prevención de Riesgos Laborales de la Universidad Miguel Hernández de Elche

María Espuche Jiménez

- Graduada en Medicina por la Universidad de Murcia
- Médico Interno Residente de Medicina Familiar y Comunitaria
- Máster en Prevención de Riesgos Laborales de la Universidad Miguel Hernández de Elche

Rosa María Fernández Martínez

- Graduada en Medicina por la Universidad Miguel Hernández de Elche
- Médico especialista en Medicina Familiar y Comunitaria
- Máster en Prevención de Riesgos Laborales de la Universidad Miguel Hernández de Elche

Inmaculada Torres Fernández

- Graduada en Medicina por la Universidad de Granada
- Médico especialista en Medicina Familiar y Comunitaria
- Máster en Alimentación en la actividad física y el deporte. Universidad Oberta de Cataluña

Donde hay amor por la medicina, hay amor por la humanidad

Hipócrates

Prólogo de la colección

En Ciencias de la Salud nos encontramos con diferentes situaciones en cada momento, situaciones a las cuales hay que dar respuesta de forma rápida y efectiva, ya que como profesionales buscamos la excelencia en los cuidados que proporcionamos tanto de nuestros pacientes como a la población.

Por este motivo presentamos esta colección de PERSPECTIVAS EN MEDICINA, que desde una perspectiva práctica desarrollamos una serie de aspectos básicos y actualizaciones para el FACULTATIVO SANITARIO ESPECIALISTA.

Esta obra está coordinada, revisada y validada con **ref. 2024/0952** por un panel de expertos de la Sociedad Científica **ADPMUR, Asociación Murciana de Desarrollo Profesional de las Profesiones Sanitarias** bajo el número de inscripción 14.112/1a, entre cuyos fines está el difundir y promocionar el desarrollo profesional continuo mediante la formación continuada en las profesiones sanitarias.

En ningún momento nuestras pretensiones son sustituir los manuales existentes ni hacer propias las fuentes utilizadas, sino disponer de una guía para la mejora de nuestro desempeño en el trabajo.

Quisiera agradecer personalmente a todos los autores que han participado en la colección ya que han realizado un trabajo envidiable y los animo a continuar en esta dirección.

Presidente de ADPMUR / Coordinador de la colección

Juan A. Flores Martín

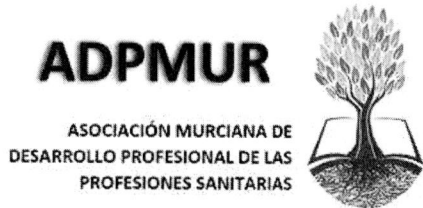

ADPMUR

ASOCIACIÓN MURCIANA DE DESARROLLO PROFESIONAL DE LAS PROFESIONES SANITARIAS

Índice

1. Resumen

Los riesgos psicosociales a los que se enfrentan los servicios de Urgencias y Emergencias Extrahospitalarios son muy importantes dado que los trabajadores de este ámbito se ven sometidos a fuertes exigencias laborales y emocionales prácticamente a diario. Este trabajo fin de máster tiene como objetivo principal evaluar los riesgos psicosociales de tres servicios de Urgencias y Emergencias de la Región de Murcia, identificando además los factores de riesgo y su efecto en la salud mental, satisfacción laboral y compromiso de los empleados. Para ello vamos a usar el método FPSICO 4.1, desarrollado por el Instituto Nacional de Seguridad y Salud en el Trabajo (INSST) de España. Tras realizar una exhaustiva revisión bibliográfica sobre el tema, se pasará el cuestionario del FPSICO, el cuál consta de 44 ítems que reflejan los principales riesgos psicosociales a los que se ven sometidos los trabajadores. Posteriormente a la recogida de datos, se realizará una evaluación de los resultados. Con este estudio, se ha podido objetivar que la Participación/Supervisión es el factor con mayor riesgo y el de Variedad/ Contenido el que menos. Finalmente, se han descrito distintas medidas preventivas para los factores que en los que se ha identificado un mayor riesgo, así como una planificación de la labor preventiva.

Palabras clave: Riesgos Psicosociales, FPSICO 4.1, Urgencias Extrahospitalarias, Prevención, Estrés Laboral.

2. Introducción

Los riesgos psicosociales pueden ser definidos como: "aquellos aspectos del diseño del trabajo y de su gestión y organización, así como sus contextos ambientales y sociales, que potencialmente pueden acarrear daños físicos o psicológicos" (1).

En el ámbito laboral, los riesgos psicosociales se han consolidado como una de las principales amenazas para la seguridad y el bienestar de los empleados, constituyendo un desafío creciente para la gestión de la salud y seguridad ocupacional (2). Estos riesgos pueden influir de forma directa o indirecta tanto en la salud física como psicológica a través de la experiencia de estrés (1). "Los problemas sobre la salud aparecen cuando las exigencias del trabajo no se adaptan a las necesidades, expectativas o capacidades del trabajador" (3). Son capaces además de deteriorar la salud de las personas durante el desempeño de su trabajo e incluso fuera del ámbito laboral, constituyendo una de las principales causas de enfermedades y de accidentes laborales en la actualidad (2). Existen distintos enfoques teóricos para su estudio, siendo un elemento común la relación mutua entre el contexto laboral y la persona (3).

Las situaciones de trabajo estresantes derivan tanto de la naturaleza del trabajo como del entorno laboral y aparecen cuando hay demandas laborales excesivas que no se adecuan a los conocimientos y capacidades de los trabajadores o sus necesidades. El acoso y la falta de apoyo social también son considerados como factores estresantes. (1)

Respecto a las características estresantes del trabajo se pueden dividir por su contexto o contenido. (1) (4)

En lo que respecta al contexto, cabe destacar como condiciones estresantes:

- Comunicación pobre con poco apoyo para resolver conflictos y falta de definición de objetivos organizativos y funciones.
- Falta de desarrollo profesional, baja remuneración y poco valor social del trabajo ejecutado. Habría que añadir además la falta de formación.
- Poca autonomía en la toma de decisiones o control sobre el trabajo.
- Escasas relaciones interpersonales en el trabajo, tanto con los superiores como con los compañeros o subordinados.
- Dificultades para compatibilizar casa-trabajo, con muchas exigencias y poco apoyo en casa.

En cuanto al contenido del trabajo destaca:

- Poca fiabilidad del equipo de trabajo y entorno laboral.
- Incertidumbre respecto a las tareas que se debe realizar, baja utilidad de las capacidades del trabajador. Aquí entraría lo que llamamos conflicto de rol.
- Excesiva carga de trabajo, mucha presión laboral, repetitividad o turnos muy largos e inflexibles. También tenemos lo contrario, la infracarga de trabajo que hace que el trabajador no mantenga la activación necesaria para su labor.

El estrés laboral constituye un problema económico y social importante según diversos estudios realizados en la Unión Europea (2). Es más, la cantidad de trabajadores que sufren estrés laboral por estar expuestos a riesgos psicosociales va a ir en aumento debido a los cambios que se están produciendo en el mundo laboral (técnicos y organizativos), además de los cambios demográficos, socioeconómicos y políticos. Todo esto lleva a mayores exigencias en los trabajadores tanto en el ritmo de trabajo como en sus capacidades y destrezas, a mayor desequilibrio entre la vida personal y laboral, junto con peores condiciones en los contratos laborales. Como hemos comentado anteriormente, todo esto a su vez puede ocasionar importantes problemas de salud en el trabajador. Los trabajadores expuestos a factores de riesgo psicosocial presentan porcentajes de respuesta mayores en sintomatología psicosomática que los no expuestos (2). Sin embargo, debemos tener en cuenta también que las reacciones frente a una determinada situación psicosocial varían en función de las características personales de cada trabajador (3). Ciertas características personales como la personalidad tipo A, la dependiente, la ansiosa, introvertida o rígida pueden hacer que se aumente la vulnerabilidad al estrés de esos sujetos cuando tengan que hacer frente a diversas situaciones o demandas (4).

Cabe mencionar también como consecuencia de los riesgos psicosociales el conocido Síndrome de Burnout, el cual ha incrementado su prevalencia en los últimos años de forma importante en sectores como el de la salud (2). Este síndrome es consecuencia de la exposición a estresores laborales y aparece cuando fallan las estrategias funcionales de afrontamiento del trabajador (esfuerzos cognitivos y conductuales constantemente cambiantes que se desarrollan para manejar las demandas emocionales que sobrepasan la capacidad y "tolerancia" del trabajador) (5). Los síntomas que el burnout produciría en el trabajador serían psicosomáticos (cansancio, trastornos gastrointestinales), emocionales (ansiedad, culpabilidad, irritabilidad), conductuales (despersonalización, absentismo, cambios de humor), actitudinales (desconfianza, apatía, hostilidad) y sociales (malas relaciones interpersonales) (6). En cuanto a la afectación en la organización en el trabajo que produciría este síndrome, se produciría disminución de la capacidad y rendimiento en el trabajo, disminución de compromiso, aumento de absentismo laboral y un deterioro en las relaciones interpersonales y comunicación, tanto con compañeros como con usuarios (6). En relación a las variables que influyen en el desarrollo del burnout, las mujeres presentan más agotamiento e ineficacia profesional pero los hombres muestran más actitudes negativas hacia el trabajo (7). Las variables organizacionales y sociales también son importantes. El contenido del puesto de trabajo, el clima organizacional, la falta de reciprocidad y apoyo social (no sentirse valorado, querido o apreciado en su puesto) son desencadenantes relevantes de este síndrome (5) (7).

Un elemento fundamental cuando hablamos de factores psicosociales es el apoyo social. Las relaciones interpersonales, tanto en el ámbito laboral como en el personal, son determinantes de la existencia de problemas o de satisfacción (8). El trabajador puede encontrar un desarrollo de su dimensión social a través del trabajo. El apoyo social es un importante reductor o modificador de los niveles de estrés laboral, mejorando la salud de los empleados (4) (8). Puede influir de tres maneras: directamente de forma positiva sobre la salud y el bienestar de los trabajadores; reduciendo los niveles de estrés influyendo de manera indirecta sobre la salud; y mitigando o amortiguando el impacto del estrés laboral en la salud del trabajado. Hay distintos niveles de apoyo social (el que aborda la integración social, las relaciones de calidad, la ayuda percibida y la actualización de las conductas de apoyo) y distintos tipos de apoyo social (el emocional, el instrumental, el informativo y el evaluativo) (8). Las fuentes de apoyo social pueden ser diversas. En lo que respecta al ámbito laboral, hay que destacar el apoyo de los compañeros de trabajo y del superior puesto que el entorno organizacional y social en el que se generan y se mantienen las relaciones sociales es esencial en la génesis, cantidad y tipo de apoyo social (8). Es interesante mencionar que el apoyo social no siempre influye de manera positiva en los trabajadores, depende de las características personales de los mismos, por lo que hay que tener en cuenta cómo valora el receptor dicho apoyo social. En ocasiones dicho apoyo no es apreciado ni valorado por el receptor, ocasionando incluso efectos negativos(8).

Por todo lo anteriormente mencionado, debemos considerar los riesgos psicosociales como un problema en el sistema de salud pública español (2). La Ley 31/1995 de Prevención de Riesgos Laborales establece que es obligación del empresario, planificar la actividad preventiva a partir de una evaluación inicial de los riesgos para la seguridad y salud de los trabajadores (artículo 16.1) (9) (10). La evaluación psicosocial tiene como objetivo identificar factores de riesgo y establecer medidas de mejora para prevenir daños. Esta actuación puede resultar complicada, dado que la pérdida de salud ocasionada por una situación psicosocial inadecuada no se debe a una causa-efecto directa, teniendo un origen multifactorial. Para su estudio habrá que tener en cuenta un enfoque bio-psicosocial que integre la salud física, psíquica y social, además de considerar elementos como las condiciones de trabajo, factores moderadores y consecuencias psicosociales de los daños (10).

Tras toda esta contextualización, donde la salud y el bienestar de los trabajadores son aspectos cada vez más prioritarios en el ámbito laboral, vamos a destacar la importancia de comprender y abordar los riesgos psicosociales en las profesiones que van a ser objeto de estudio de este Trabajo Fin de Máster (TFM): los trabajadores de los servicios de urgencias y emergencias extrahospitalarias. Estos profesionales enfrentan condiciones laborales exigentes y estresantes a diario. El personal que trabaja en estos servicios está compuesto por médicos, enfermeros y técnicos en emergencias sanitarias. Se enfrentan a desafíos únicos que pueden tener un impacto profundo en su bienestar psicosocial y emocional, teniendo que atender situaciones críticas fuera del ámbito hospitalario (11). Entre estas situaciones destacan los accidentes automovilísticos, las paradas cardiorrespiratorias, entre otras. Todos estos escenarios exigen una importante presión para la toma de decisiones rápidas y cruciales. A ello habría que sumar la falta de recursos adecuados, las largas jornadas de trabajo (guardias de 24 horas) y las complejas intervenciones que deben realizar a algunos pacientes y posterior comunicación de malas noticias a las familias. De esta manera, podemos evidenciar que los profesionales que trabajan en los servicios de urgencias extrahospitalarios pueden desarrollar estrés laboral y burnout a causa de sus condiciones laborales, basadas en largos turnos de trabajo, en algunos casos rotatorios, nocturnidad, gran presión asistencial y atención a situaciones muy críticas (12). Los médicos parecen ser los profesionales que presentan un mayor nivel de burnout, mayor cansancio emocional y despersonalización. Manifiestan además mayor número de estresores laborales y un nivel ligeramente superior de estrés laboral (12). También se ha visto una mayor presencia de burnout en los conductores que llevan trabajado menos de un año (13).

El burnout ocupacional en estos profesionales puede ocasionar el agotamiento mental del trabajador (sintiéndose vacío, agotado), la despersonalización (los profesionales se vuelven insensibles, tratando a los usuarios de manera deshumanizada) y la reducción del logro personal (ocasionando sentimientos de fracaso e incompetencia en el profesional) (13). En lo que se refiere al cansancio emocional, los factores que influirían serían el tipo de contrato, mostrando menor cansancio emocional los funcionarios o las personas con contrato temporal; los turnos; la autopercepción del estado de salud; y el estado civil (el estar soltero aumentaría el cansancio emocional) (13). En la despersonalización influirían el tipo de contrato, suponiendo una

4

disminución el ser funcionario y la salud autopercibida, empeorando cuanto peor percepción de su propia salud tenga el trabajador (13). En la realización personal también influirán el turno de trabajo (peor en turnos nocturnos), la salud autopercibida (peor cuanto peor se perciba) y el estado civil (se mejora la realización personal si el trabajador está soltero) (13).

Los profesionales que trabajan en los servicios de urgencias y emergencias extrahospitalarias suelen tener un horario nocturno, de fines de semana y festivos, actuando de esta manera el horario laboral como un factor estresante adicional (14). El horario de trabajo que deben cumplir estos profesionales no solo podría ocasionar una desincronización entre los ritmos biológicos endógenos y externos, sino también un sueño insuficiente y dificultades para una buena conciliación de las relaciones familiares y sociales. En este sentido, las alteraciones en el sueño actúan de forma directa en la función reparadora, ocasionando un aumento de ansiedad, fatiga crónica y alteraciones del estado de ánimo en los trabajadores nocturnos (14).

En cuanto a la inteligencia emocional, parece ser un factor protector frente a las situaciones de estrés laboral en estos profesionales, contribuyendo además a un mejor desempeño laboral individual y organizacional (11). En tal sentido, merece la pena que los gestores y profesionales se sensibilicen al respecto y se generen medidas preventivas que ayuden a mejorar el bienestar y salud laboral de estos trabajadores, estableciendo un ambiente de trabajo adecuado, unas buenas condiciones laborales y donde los trabajadores puedan desarrollar su actividad dignamente (11).

En este colectivo, los riesgos psicosociales no reciben la atención que merecen. La acumulación de todos estos factores mencionados anteriormente puede contribuir al estrés laboral, el agotamiento emocional, los problemas de salud mental y otros desafíos relacionados con el bienestar del personal. Es por ello que es esencial comprender y evaluar los riesgos psicosociales a los que se enfrenta el personal de los servicios de urgencias y emergencias extrahospitalarias. Con este TFM no solo se pretende identificar los factores de riesgo específicos, sino también comprender cómo estos riesgos afectan la salud y el bienestar del personal en su conjunto. Al comprender mejor estos riesgos, es posible desarrollar estrategias de intervención y prevención más efectivas que promuevan un ambiente laboral más saludable y apoyen la salud mental y emocional del personal.

La estructura del trabajo se va a organizar de la siguiente manera: tras esta introducción, en la que se ha presentado un marco teórico que contextualiza los riesgos psicosociales en el ámbito laboral estudiado y se ha llevado a cabo una revisión de la literatura más relevante sobre el tema, se va a proceder a explicar la justificación de este trabajo. Seguidamente, se definen los objetivos y la metodología empleada para la recopilación y análisis de datos. A continuación, se describe la empresa, tras lo cual, se analizan los resultados obtenidos y se discuten las implicaciones de estos para la prevención y gestión de riesgos psicosociales. Finalmente, se concluye con un conjunto de recomendaciones dirigidas a mejorar la salud y seguridad en el trabajo, basadas en los hallazgos del estudio.

3. Justificación

La Organización Mundial de la Salud (OMS) ha identificado el estrés laboral como un problema de salud pública que afecta a millones de personas en todo el mundo. Los costos asociados con el estrés laboral y los trastornos mentales relacionados representan una carga significativa para los sistemas de salud y las economías nacionales (15). Por lo tanto, es fundamental que se realicen esfuerzos para identificar, evaluar y mitigar los riesgos psicosociales en todos los ámbitos laborales, incluidos los servicios de urgencias y emergencias extrahospitalarias.

Los servicios de urgencias y emergencias extrahospitalarias constituyen una parte primordial de cualquier sistema de atención médica no solo a nivel nacional, sino también internacional.

Los profesionales que trabajan en estos servicios se encargan de proporcionar atención inmediata a los pacientes que se encuentran en una situación crítica y de urgencia vital. Prestan asistencia médica urgente fuera del entorno hospitalario, con lo cual se ven expuestos a riesgos y situaciones que el resto de los profesionales sanitarios no experimentan. Estos trabajadores tienen que actuar ante situaciones como paradas cardiorrespiratorias, accidentes de tráfico, eventos deportivos y festividades, desastres naturales o cualquier otra situación de emergencia. Como se ha comentado en la introducción, estas unidades están compuestas por médicos, enfermeros y técnicos en emergencias sanitarias, los cuales se enfrentan a diario a una serie de desafíos únicos y demandas laborales intensas que pueden tener un impacto significativo en su bienestar psicosocial. La mayoría de las situaciones a las que se enfrentan son impredecibles y con unas altas exigencias tanto a nivel de la toma de decisiones como emocionalmente. Hay que tener en cuenta además que estos profesionales realizan largas jornadas laborales, muchas veces no cuentan con los recursos suficientes y necesarios para llevar a cabo su trabajo y tampoco reciben el apoyo que merecen ni por parte de sus compañeros ni por parte de sus superiores. También tienen que interactuar de manera empática e informar tanto a pacientes como a familiares de malas noticias. La acumulación de estos factores puede dar lugar a problemas de salud mental, estrés laboral, agotamiento emocional y disminución del bienestar general de estos profesionales. Es por ello que resulta de suma importancia llevar a cabo esta evaluación de riesgos psicosociales en este sector. Algunas de las razones que apoyan esta afirmación serían:

1. **Calidad del Servicio Prestado:** La calidad de los servicios médicos de urgencias y emergencias extrahospitalarios no solo depende de la tecnología y la capacitación profesional, sino también del bienestar psicosocial del personal. Riesgos como el agotamiento emocional pueden afectar directamente la calidad del cuidado al paciente.

2. **Bienestar del Personal:** En un sector tan crítico como el de la salud, el bienestar del personal no solo es un derecho laboral sino también un requisito para una atención al paciente segura y efectiva. Identificar y mitigar los riesgos

psicosociales es esencial para promover un ambiente de trabajo saludable y productivo.

3. **Rendimiento Organizacional:** La presencia de un ambiente laboral psicosocialmente saludable se correlaciona positivamente con el rendimiento organizacional. Esto incluye no sólo la eficiencia operativa y la calidad del servicio, sino también aspectos como la innovación y la capacidad de adaptación a nuevos desafíos.

4. **Compromiso y Retención del Personal:** La gestión efectiva de los riesgos psicosociales contribuye al compromiso y la satisfacción laboral, aspectos cruciales para la retención de talento en un sector altamente competitivo y especializado como es el de la salud.

5. **Responsabilidad Social Corporativa:** Los servicios de urgencias y emergencias extrahospitalarios tienen un compromiso con la sociedad no solo como proveedor de servicios de salud sino también como empleador. Abordar los riesgos psicosociales refleja la responsabilidad social de la empresa hacia su personal y la comunidad.

Es por todo lo comentado previamente que es crucial abordar la importancia de los riesgos psicosociales en este lugar de trabajo, los cuales no deben subestimarse bajo ningún concepto.

4. Objetivos

4.1. Objetivo Principal

Evaluar los riesgos psicosociales a los que se enfrentan los trabajadores de tres Servicios de Urgencias y Emergencias Extrahospitalarias.

Nos enfocaremos principalmente en cómo estos riesgos impactan en el bienestar y el rendimiento de los trabajadores, intentando de esta manera comprender la dinámica entre las condiciones laborales y su efecto sobre la salud mental y física, con el fin de implementar estrategias que fomenten un ambiente laboral seguro, saludable y productivo.

4.2. Objetivos Específicos

1. **Identificar los principales factores de riesgo psicosocial** que influyen en el bienestar de los trabajadores de estos servicios sanitarios, prestando especial atención a las altas exigencias a las que se ven expuestos. Este objetivo busca establecer un mapa de riesgos psicosociales que afectan a diferentes segmentos de la plantilla.

2. **Evaluar el impacto de los riesgos psicosociales** sobre aspectos críticos como la salud mental y física de los empleados, su satisfacción laboral, y su compromiso con

7

la organización. Se utilizarán métodos cuantitativos para medir la profundidad y amplitud de este impacto, identificando patrones y áreas prioritarias de intervención.

3. **Desarrollar un conjunto de recomendaciones basadas en la evidencia** para mitigar los riesgos psicosociales identificados, promoviendo un entorno de trabajo más saludable y resiliente. Estas recomendaciones estarán dirigidas a implementar cambios organizacionales y estrategias de apoyo al empleado que mejoren el clima laboral y reduzcan los efectos negativos de los riesgos psicosociales.

5. Material y métodos.

Se trata de un estudio descriptivo, observacional y transversal.

A continuación, procedo a describir las distintas fases que he llevado a cabo para la realización del estudio (10) (16):

Fase de Preparación

1. **Revisión Bibliográfica:** Se ha realizado un exhaustivo repaso de la literatura existente sobre riesgos psicosociales en servicios de urgencias y emergencias extrahospitalarios y en general en el sector de la salud. Esta revisión ha ayudado a definir y contextualizar los factores de riesgo psicosocial específicos del área y establecerá una base teórica para el estudio.
2. **Diseño de Instrumentos de Recolección de Datos:** Basándome en la revisión bibliográfica, he seleccionado un cuestionario estructurado y validado para la recogida de datos. Se trata del FPSICO 4.1, al que he añadido una serie de ítems que he considerado relevantes para el estudio y que describiré más adelante.

Fase de Implementación

1. **Selección de la Muestra:** Se ha determinado una muestra representativa del personal que trabaja en estos Servicios de Urgencias y Emergencias Extrahospitalarias, incluyendo distintos puestos de trabajo (médicos, enfermeros, técnicos en emergencias sanitarias y otros). En total hemos obtenido una muestra de 50 trabajadores.
Los **criterios de inclusión** han sido: todo profesional sanitario que haya estado trabajando en estos servicios durante los últimos 12 meses y que quiera participar en el estudio de forma anónima y voluntaria.

Los **criterios de exclusión** han sido: profesionales sanitarios en situación de baja laboral o excedencia y que no estuviesen en su puesto en el momento de pasar el cuestionario; y profesionales que no quieran participar del estudio.

2. **Distribución y Recolección de Cuestionarios:** Los cuestionarios se han distribuido en papel para facilitar la participación amplia y resolver de forma presencial y al momento las dudas que puedan presentar los empleados. Previamente a la proporción de los cuestionarios, se ha explicado a los

trabajadores el objetivo del estudio y el modo de cumplimentación. Se ha garantizado además el anonimato y la confidencialidad para incentivar respuestas honestas y precisas.

Fase de Análisis

Se ha llevado a cabo un Análisis Cuantitativo de los datos obtenidos. Los datos recogidos a través de los cuestionarios se han analizado estadísticamente para identificar patrones, correlaciones y tendencias significativas respecto a los riesgos psicosociales y sus efectos.

Fase de Desarrollo de Recomendaciones

1. **Síntesis de Hallazgos:** Se han consolidado los resultados del análisis para obtener una comprensión integral de los riesgos psicosociales en estos tres Servicios de Urgencias y Emergencias Extrahospitalarias.
2. **Elaboración de Recomendaciones:** Basándose en los hallazgos, se han formulado una serie de recomendaciones específicas dirigidas a mitigar los riesgos psicosociales identificados. Estas recomendaciones pretenden ser prácticas, factibles y orientadas a promover un entorno de trabajo más saludable.

Fase de Seguimiento

1. **Propuesta de un Plan de Acción:** Se ha desarrollado un plan de acción detallado para la implementación de las recomendaciones, incluyendo plazos, responsabilidades asignadas y métricas de seguimiento.
2. **Mecanismos de Evaluación y Ajuste:** Se han establecido criterios y procedimientos para evaluar la efectividad de las intervenciones implementadas y hacer ajustes basados en la retroalimentación y los resultados obtenidos.

5.1. Metodología Utilizada – Método FPSICO 4.1.

El Método FPSICO 4.1, desarrollado por el Instituto Nacional de Seguridad y Salud en el Trabajo (INSHT) de España, ha sido seleccionado como la herramienta principal para evaluar los riesgos psicosociales en estos tres Servicios de Urgencias y Emergencias Extrahospitalarias. Esta herramienta sigue manteniendo la misma estructura factorial, baremación, marco conceptual y cuestionario de la versión 3.1. Comparte con ella los objetivos técnicos y funcionales que figuran en la NTP 926 (17).

Puede ser aplicado de manera informatizada o en papel y está disponible hasta en 5 idiomas. Para este trabajo se ha usado el cuestionario en papel y posteriormente se han informatizado las respuestas. Este método se basa en un enfoque cuantitativo y permite la evaluación sistemática de los factores psicosociales en el lugar de trabajo, identificando áreas de riesgo que pueden afectar la salud y el bienestar de los empleados.

5.2. Descripción del método FPSICO 4.1.

El método FPSICO consta de 44 preguntas, algunas de ellas múltiples, de forma que el número de ítems asciende a 89 y ofrece información sobre 9 factores (3):

- Tiempo de trabajo (TT).
- Autonomía (AU).
- Carga de trabajo (CT).
- Demandas psicológicas (DP).
- Variedad / contenido (VC).
- Participación / Supervisión (PS).
- Interés por el/la trabajador/a / Compensación (ITC).
- Desempeño de rol (DR).
- Relaciones y apoyo social (RAS)

A estos ítems he añadido otros 7 más que he considerado que podrían aportar información de interés para este trabajo:

- Sexo (varón, mujer, otro).
- Edad (20-35 años; 36-50 años; 51-65 años; otra edad).
- Puesto de trabajo (médico/a; enfermero/a; Técnico/a en Emergencias Sanitarias/Conductor/a; otro).
- Tipo de contrato (fijo, indefinido, temporal, en formación).
- Estado civil (soltero/a, pareja o casado/a, divorciado/a, viudo/a).
- Cargas familiares (Sí, No).

5.3. Descripción de los Factores de Riesgo.

5.3.1. Tiempo de Trabajo (TT)

El factor "Tiempo de Trabajo" (TT) en el método FPSICO 4.1 es fundamental para comprender cómo la organización del tiempo laboral impacta en el bienestar de los trabajadores, afectando no solo su rendimiento en el trabajo sino también su vida fuera de él. Este factor se centra en evaluar diversos aspectos relacionados con cómo se estructura el tiempo de trabajo y los descansos, y cómo estos influyen en el equilibrio entre la vida laboral y personal del empleado (3). A continuación, se explica con más detalle cada ítem asociado a este factor:

Ítems del Factor Tiempo de Trabajo

1. Trabajo en Sábados (Ítem 1)

- Este ítem evalúa la frecuencia con la que los trabajadores deben trabajar los días sábados. Trabajar los fines de semana, especialmente los sábados, puede influir significativamente en el tiempo disponible para actividades personales, sociales y familiares, afectando el equilibrio entre la vida laboral y personal.

2. Trabajo en Domingos y Festivos (Ítem 2)

- Similar al ítem anterior, pero enfocado en la necesidad de trabajar los domingos y días festivos. Este aspecto es aún más crítico en términos de impacto en la vida personal y social, dado que estos días suelen estar destinados al descanso y a la convivencia familiar o social.

3. Tiempo de Descanso Semanal (Ítem 5)

- Evalúa si los periodos de descanso semanal son suficientes y satisfactorios para el empleado, permitiéndole recuperarse del estrés laboral y dedicar tiempo a otras actividades fuera del trabajo. Un descanso insuficiente puede llevar a problemas de fatiga, estrés y desbalance entre el trabajo y la vida personal.

4. Compatibilidad Vida Laboral-Vida Social (Ítem 6)

- Este ítem mide hasta qué punto los horarios de trabajo permiten a los empleados mantener y disfrutar de actividades sociales y familiares. Una alta compatibilidad indica que los trabajadores pueden fácilmente equilibrar sus responsabilidades laborales con su vida personal y social, mientras que una baja compatibilidad sugiere que el trabajo interfiere significativamente con otras áreas de la vida.

5.3.2. Autonomía (AU)

Este factor evalúa hasta qué punto los trabajadores tienen control sobre su trabajo, tanto en términos de la organización temporal de sus tareas como en su capacidad para tomar decisiones relacionadas con su labor. La autonomía se divide en dos subcategorías principales: Autonomía Temporal y Autonomía Decisional (3).

Autonomía Temporal

La autonomía temporal refleja la libertad que tienen los trabajadores para gestionar aspectos relacionados con el tiempo en su trabajo, incluyendo la distribución del tiempo de trabajo, los descansos y la flexibilidad para atender asuntos personales durante la jornada laboral. Los elementos que se consideran bajo este tipo de autonomía incluyen:

- Posibilidad de atender asuntos personales (Ítem 3): Evalúa si el trabajador tiene la flexibilidad para manejar cuestiones personales durante el trabajo, lo que indica una gestión del tiempo laboral que contempla las necesidades personales.
- Distribución de pausas reglamentarias (Ítem 7): Considera la libertad del trabajador para decidir cuándo tomar los descansos oficiales previstos, lo que puede contribuir a una mejor adaptación del ritmo de trabajo a las necesidades individuales.
- Adopción de pausas no reglamentarias (Ítem 8): Mide la capacidad del trabajador para tomar descansos adicionales según lo necesite, lo cual puede ser crucial para mantener el bienestar y la productividad.

11

- Determinación del ritmo de trabajo (ítem 9): Evalúa en qué medida el trabajador puede establecer su propio ritmo de trabajo, reflejando una gestión personalizada del esfuerzo laboral a lo largo del día.

Autonomía Decisional

La autonomía decisional se refiere a la capacidad de los trabajadores para influir en cómo se realiza el trabajo diario, incluyendo la elección de tareas, la organización del trabajo, la resolución de problemas y la adaptación de métodos y procedimientos. Los elementos bajo esta categoría son:

- Toma de decisiones (ítems 10a - 10h): Esta serie de ítems evalúa diversas dimensiones de la autonomía decisional, desde la selección de tareas y la distribución del trabajo hasta la elección de métodos y la gestión de incidencias. La capacidad para tomar decisiones en estas áreas refleja un nivel significativo de control sobre el proceso de trabajo, lo cual puede afectar positivamente la motivación y satisfacción laboral, así como la eficiencia y calidad del trabajo realizado.

La autonomía, tanto temporal como decisional, juega un papel crucial en el bienestar psicosocial de los trabajadores. Un mayor nivel de autonomía se asocia generalmente con una mejor salud psicológica, una mayor satisfacción laboral y un menor estrés. La evaluación de estos aspectos mediante el método F-Psico permite identificar áreas de mejora para promover prácticas laborales que respalden la autonomía de los empleados, contribuyendo así a un ambiente de trabajo más saludable y productivo.

5.3.3. Carga de Trabajo (CT)

El factor "Carga de Trabajo" (CT) es crucial para comprender el nivel de demanda al que se enfrentan los trabajadores en sus actividades laborales. Este factor aborda tanto aspectos cuantitativos (volumen de trabajo) como cualitativos (dificultad de las tareas) y es fundamental para evaluar el grado de estrés laboral y el riesgo de fatiga. A continuación, se detalla cada componente y los ítems relacionados con la evaluación de la carga de trabajo según el método F-Psico (3):

Componentes de la Carga de Trabajo

1. Presiones de Tiempos

Las presiones de tiempo reflejan la urgencia y la rapidez con la que se deben completar las tareas, incluyendo la necesidad de acelerar el trabajo en ciertos momentos. Estos aspectos pueden aumentar significativamente el estrés laboral y afectar el bienestar del trabajador.

- Tiempo asignado a la tarea (Ítem 23): Evalúa si el tiempo asignado para realizar las tareas es adecuado, lo cual puede influir en la percepción de prisa o presión temporal.

- Trabajo con rapidez (Ítem 24): Mide la frecuencia con la que se requiere trabajar rápidamente, lo que puede indicar una demanda laboral elevada y constante.
- Aceleración del ritmo de trabajo (Ítem 25): Examina la necesidad de incrementar el ritmo de trabajo en momentos específicos, lo cual puede contribuir al agotamiento y al estrés.

2. Esfuerzo de Atención

Este componente considera la concentración y el enfoque mental necesarios para llevar a cabo las tareas laborales, especialmente en entornos con distracciones o interrupciones.

- Tiempo de atención (Ítem 21): Refleja el tiempo durante el cual se debe mantener un nivel alto de concentración.
- Intensidad de la atención (Ítem 22): Evalúa cuánto esfuerzo de concentración es necesario para realizar las actividades laborales.
- Atención sobre múltiples tareas (Ítem 27), Interrupciones (Ítem 30), Efecto de las interrupciones (Ítem 31), Previsibilidad de las tareas (Ítem 32): Estos ítems exploran cómo la gestión de múltiples tareas, las interrupciones frecuentes y la imprevisibilidad del trabajo afectan la carga cognitiva y emocional del trabajador.

3. Cantidad y Dificultad de la Tarea

La cantidad de trabajo y su complejidad son factores esenciales que definen la carga global de trabajo, afectando directamente el estrés y la satisfacción laboral.

- Cantidad de trabajo (Ítem 26): Mide el volumen de tareas que se deben completar, lo cual puede influir en la percepción de sobrecarga laboral.
- Dificultad del trabajo (Ítem 28), Necesidad de ayuda (Ítem 29): Evalúan la complejidad de las tareas y si el trabajador necesita asistencia para cumplirlas, respectivamente.
- Trabajo fuera del horario habitual (Ítem 4): Considera si las demandas laborales extienden la jornada de trabajo más allá de lo habitual, lo cual puede ser indicativo de una carga de trabajo excesiva.

5.3.4. Demandas Psicológicas (DP)

El factor "Demandas Psicológicas" (DP) aborda las exigencias mentales y emocionales que el entorno laboral impone a los trabajadores. Este factor es crucial para entender cómo el trabajo afecta la salud mental y el bienestar general de los empleados, abarcando desde el esfuerzo cognitivo hasta el manejo de emociones complejas derivadas de interacciones personales o situaciones laborales específicas. A continuación, se detallan los componentes y los ítems asociados a este factor (3):

Componentes de las Demandas Psicológicas

Exigencias Cognitivas

Las exigencias cognitivas se refieren al nivel de esfuerzo intelectual requerido para realizar las tareas laborales. Esto incluye el procesamiento de información, la memorización, el razonamiento y la resolución de problemas, así como la capacidad de planificar y tomar iniciativas. Estas demandas varían según la cantidad de información que se debe manejar y la complejidad de las tareas.

- **Capacidades requeridas (ítems 33a - 33e):** Estos ítems evalúan el grado en que el trabajo demanda el uso de habilidades cognitivas específicas, desde el manejo de información compleja hasta la necesidad de recordar datos o realizar cálculos mentales, lo que refleja el nivel de desafío cognitivo presente en el trabajo.

Exigencias Emocionales

Las demandas emocionales incluyen el esfuerzo requerido para gestionar y regular las emociones durante el trabajo, especialmente en situaciones que involucran interacciones intensas con otras personas, como clientes, pacientes o compañeros. Estas demandas pueden surgir de la necesidad de suprimir emociones personales para mantener una apariencia profesional o de la implicación emocional en el trabajo que conlleva un alto grado de empatía o apoyo emocional.

- Requerimientos de trato con personas (Ítem 33f): Evalúa hasta qué punto el trabajo implica interactuar con otras personas de manera que pueda ser emocionalmente exigente.
- Ocultación de emociones y sentimientos (Ítems 34a - 34d): Mide la frecuencia con la que el trabajador debe ocultar sus verdaderas emociones para cumplir con las expectativas del trabajo.
- Exposición a situaciones de impacto emocional (Ítem 35): Considera la exposición a situaciones que pueden ser emocionalmente perturbadoras o traumáticas.
- Demandas de respuesta emocional (Ítem 36): Evalúa el grado en que el trabajo requiere respuestas emocionales específicas, como mostrar compasión o apoyo emocional.

Impacto de las Demandas Psicológicas en el Bienestar Laboral

El análisis detallado de las demandas psicológicas permite identificar potenciales fuentes de estrés laboral asociadas al esfuerzo cognitivo y emocional. Una alta exigencia en cualquiera de estos componentes puede llevar a situaciones de estrés crónico, agotamiento emocional y, en casos extremos, a trastornos relacionados con el estrés. Por ello, comprender las demandas psicológicas es fundamental para desarrollar estrategias de intervención que busquen reducir estos riesgos, promover prácticas de trabajo saludables y apoyar el bienestar mental de los empleados. Implementar cambios que alivien las demandas cognitivas y emocionales excesivas, proporcionar apoyo psicosocial y fomentar un ambiente laboral que reconozca y gestione adecuadamente estas demandas son pasos críticos hacia la creación de un entorno de trabajo más saludable y sostenible.

5.3.5. Variedad/Contenido (VC)

El factor "Variedad/Contenido" (VC) es esencial para evaluar cómo la naturaleza del trabajo influye en la percepción y el bienestar de los empleados. Este factor se enfoca en la diversidad de las tareas, su significado y propósito, y el reconocimiento que reciben los trabajadores por su labor. La variedad y el contenido del trabajo son fundamentales no solo para evitar la monotonía sino también para fomentar un sentido de realización y contribución. A continuación, se detallan los componentes y los ítems asociados a este factor (3):

Componentes de Variedad/Contenido

1. Trabajo Rutinario (Ítem 37)

- Evalúa la percepción del trabajador sobre la repetitividad y monotonía de sus tareas. Un alto grado de trabajo rutinario puede llevar a la desmotivación y a la disminución del bienestar psicológico, mientras que la diversidad en las tareas puede incrementar el interés y la satisfacción en el trabajo.

2. Sentido del Trabajo (Ítem 38)

- Este ítem mide hasta qué punto el trabajador percibe que su labor tiene un propósito claro y significativo. Sentir que el trabajo contribuye a algo mayor y tiene un propósito claro puede aumentar la motivación, el compromiso y la satisfacción laboral.

3. Contribución del Trabajo (Ítem 39)

- Se centra en la percepción del empleado sobre cómo su trabajo contribuye a los objetivos generales de la empresa y a la sociedad. Reconocer la importancia y el impacto de su labor puede fortalecer el sentido de pertenencia y valoración personal dentro de la organización.

4. Reconocimiento del Trabajo (Ítems 40a – 40d)

- Evalúa cómo el entorno laboral —incluidos compañeros, supervisores y la organización en general— reconoce y valora el trabajo realizado. El reconocimiento es clave para la autoestima y puede influir significativamente en la satisfacción y el bienestar en el trabajo.

Impacto de la Variedad y el Contenido en el Bienestar Laboral

El análisis detallado de la variedad y el contenido del trabajo permite identificar oportunidades para mejorar el diseño de los puestos de trabajo y las tareas asignadas, con el objetivo de incrementar el engagement y la satisfacción de los empleados. Un trabajo que es percibido como variado, significativo y reconocido contribuye no solo a la satisfacción personal del trabajador, sino también a la productividad y eficacia organizacional.

Implementar cambios que aumenten la diversidad de las tareas, promuevan el sentido del trabajo, aseguren que las contribuciones de los empleados sean reconocidas, y proporcionen retroalimentación positiva, son estrategias clave para mejorar el ambiente laboral. Estas medidas pueden ayudar a prevenir la fatiga laboral, fomentar el desarrollo profesional y personal, y fortalecer la lealtad y el compromiso con la organización.

El factor "Variedad/Contenido" resalta la importancia de diseñar trabajos que no solo cumplan con los objetivos organizacionales sino que también apoyen el crecimiento y bienestar de los empleados, reconociendo su valiosa contribución a la empresa y a la sociedad en general.

5.3.6. Participación/Supervisión (PS)

El factor "Participación/Supervisión" (PS) aborda la dinámica entre la autonomía del trabajador y el nivel de supervisión ejercida por los superiores, enfocándose en cómo estas dimensiones afectan la experiencia laboral y el bienestar del empleado. Este factor es crucial para entender el equilibrio entre el control y la libertad en el trabajo, elementos fundamentales para la motivación y la satisfacción laboral. A continuación, se detallan los componentes de este factor y los ítems específicos que lo conforman (3):

Componentes de Participación/Supervisión

Participación

- La participación se refiere al nivel de implicación que los trabajadores tienen en diversos aspectos de su trabajo y en decisiones organizacionales. Una mayor participación implica un sentido de pertenencia y contribución significativa a la empresa, lo que puede aumentar la motivación y el compromiso.

Grado de participación (Ítems 11a - 11g): Estos ítems evalúan la medida en que los trabajadores pueden involucrarse en decisiones relacionadas con su trabajo, desde aspectos operativos hasta decisiones estratégicas. La participación puede abarcar la contribución a la mejora de procesos, la participación en equipos de trabajo o comités, y la influencia en la toma de decisiones relevantes para su área de trabajo.

Supervisión

- La supervisión examina cómo los trabajadores perciben el control ejercido por sus superiores inmediatos sobre su labor. Una supervisión efectiva combina el apoyo con el mantenimiento de estándares de trabajo, sin caer en microgestión o control excesivo, lo que permite a los trabajadores sentirse respaldados y valorados.

Control ejercido por el/la inmediato/a superior (ítems 12a - 12d): Estos ítems indagan sobre la percepción del trabajador respecto al nivel y estilo de supervisión, incluyendo la claridad de las instrucciones, el feedback sobre el desempeño, la autonomía permitida por el supervisor, y la disponibilidad del mismo para ofrecer apoyo cuando es necesario.

Impacto de la Participación y Supervisión en el Bienestar Laboral

La combinación adecuada de participación y supervisión puede tener un impacto significativo en el bienestar de los trabajadores. Por un lado, la participación activa en el trabajo refuerza el sentido de eficacia personal y contribución al éxito organizacional. Por otro lado, una supervisión que equilibra adecuadamente el apoyo y el control puede aumentar la confianza de los trabajadores en sus habilidades y en la gestión organizacional.

Fomentar un ambiente de trabajo donde los empleados se sientan empoderados para participar en decisiones y donde la supervisión sea percibida como justa y constructiva es esencial para desarrollar un clima laboral positivo. Estas prácticas no solo mejoran la satisfacción y el compromiso del empleado, sino que también pueden conducir a una mayor innovación, eficiencia y rendimiento organizacional.

Implementar estrategias que promuevan una mayor participación del trabajador y una supervisión equilibrada y efectiva es fundamental para cualquier organización que busque mejorar su clima laboral y asegurar el bienestar de sus empleados.

5.3.7. Interés por el Trabajador/Compensación (ITC)

El factor "Interés por el Trabajador/Compensación" (ITC) evalúa cómo las políticas y prácticas organizacionales reflejan el valor y el respeto hacia los empleados, centrándose en el desarrollo profesional, la justicia en la compensación y el reconocimiento del esfuerzo. Este factor es esencial para comprender la relación entre la percepción de los empleados sobre su valoración por parte de la empresa y su impacto en la motivación, satisfacción laboral y lealtad organizacional. Aquí se detallan los componentes y los ítems relacionados con este factor (3):

Componentes de Interés por el Trabajador/Compensación

1. Información Proporcionada al/a la Trabajador/a (ítems 13a - 13d)

- Evalúa la calidad y cantidad de información que la empresa comparte con sus empleados sobre aspectos cruciales como políticas internas, oportunidades de desarrollo y cambios organizacionales. Una comunicación efectiva es fundamental para asegurar que los empleados se sientan informados, valorados y parte integral de la organización.

2. Facilidades para el Desarrollo Profesional (Ítem 41)

- Este ítem mide la percepción de los empleados sobre las oportunidades de desarrollo profesional y crecimiento dentro de la empresa. Incluye la disponibilidad de programas de formación, posibilidades de promoción y otros recursos que faciliten el avance profesional.

3. Valoración de la Formación (Ítem 42)

- Se centra en cómo los empleados perciben la importancia que la organización otorga a la formación y el desarrollo de habilidades. Una alta valoración de la formación por parte de la empresa refleja un compromiso con el crecimiento personal y profesional de sus trabajadores.

4. Equilibrio entre Esfuerzo y Recompensas (Ítem 43)

- Evalúa si los empleados sienten que hay una justa compensación y reconocimiento por su trabajo y esfuerzo. Este balance es crucial para la satisfacción laboral y puede influir significativamente en la percepción de equidad y justicia dentro de la empresa.

5. Satisfacción con el Salario (Ítem 44)

- Este ítem mide la satisfacción de los empleados con su remuneración, incluyendo salario, beneficios y otras compensaciones. La satisfacción salarial es un componente clave del bienestar laboral y puede afectar la motivación y el compromiso a largo plazo.

Impacto del Interés por el Trabajador y la Compensación en el Bienestar Laboral

El análisis detallado del factor ITC permite identificar áreas donde la empresa puede mejorar su apoyo al desarrollo profesional de los empleados y asegurar una compensación justa y equitativa. El reconocimiento del esfuerzo, junto con oportunidades claras de crecimiento y una comunicación transparente, son pilares fundamentales para construir un entorno laboral positivo.

Implementar prácticas que demuestren un genuino interés en el bienestar y desarrollo de los empleados no solo mejora la satisfacción y retención del talento, sino que también fomenta una cultura organizacional basada en el respeto, la equidad y el compromiso mutuo. Estas prácticas incluyen la inversión en programas de formación, la revisión de políticas de compensación para asegurar su competitividad y justicia, y el fortalecimiento de los canales de comunicación para mantener a los empleados informados y comprometidos.

El compromiso de la organización con el bienestar y desarrollo de sus empleados es un factor crítico que contribuye al éxito organizacional, al promover un ambiente de trabajo donde los empleados se sienten valorados, motivados y leales.

5.3.8. Desempeño de Rol (DR)

El factor "Desempeño de Rol" (DR) es esencial para entender cómo la definición y estructura de los roles dentro de la organización afectan el bienestar y la eficiencia de los trabajadores. Este factor, evaluado mediante el método F-Psico, abarca la claridad en las responsabilidades asignadas, la existencia de conflictos entre distintas demandas laborales y la sobrecarga de funciones que exceden el alcance normal del puesto. Aquí se detalla cada componente y los ítems asociados con este factor (3):

Componentes del Desempeño de Rol

1. Claridad de Rol

La claridad de rol se centra en cuán bien definidas están las funciones y responsabilidades de cada puesto. Una clara definición ayuda a los empleados a entender qué se espera de ellos, cómo deben realizar su trabajo, y cuáles son los parámetros de éxito en sus tareas.

- Ambigüedad de Rol (Ítems 14a - 14f): Estos ítems exploran si los trabajadores tienen una comprensión clara de sus roles, incluyendo expectativas, responsabilidades, y cómo su trabajo se alinea con los objetivos organizacionales. La ambigüedad en estas áreas puede llevar a la confusión, estrés y disminución en la satisfacción laboral.

2. Conflicto de Rol

Refiere a las situaciones donde existen demandas contradictorias, ya sea entre diferentes tareas dentro del mismo rol o entre expectativas del rol y los principios personales del empleado. Estos conflictos pueden generar estrés y afectar negativamente la moral y productividad.

- Conflicto de Rol (Ítems 15a - 15d): Evalúa la presencia de demandas laborales incompatibles o contradictorias y si el trabajador se enfrenta a dilemas éticos en su labor. La identificación de conflictos de rol es crucial para implementar soluciones que alineen mejor las expectativas y responsabilidades, reduciendo el estrés relacionado con el trabajo.

3. Sobrecarga de Rol

Este componente examina si a los trabajadores se les asignan más tareas y responsabilidades de las que razonablemente pueden manejar dentro de su horario de trabajo normal, incluyendo tareas que no forman parte de su rol oficial.

- Sobrecarga de Rol (Ítem 15e): Mide si los empleados están experimentando una sobrecarga de trabajo debido a la acumulación de tareas o responsabilidades adicionales. La sobrecarga de rol puede llevar al agotamiento, disminución en la calidad del trabajo y problemas de salud.

Impacto del Desempeño de Rol en el Bienestar Laboral

19

El análisis detallado del desempeño de rol permite identificar problemas estructurales en la definición y asignación de roles dentro de la organización. Abordar la ambigüedad de rol, los conflictos de rol y la sobrecarga de trabajo es fundamental para crear un entorno laboral saludable donde los empleados puedan desempeñarse de manera eficiente y satisfactoria.

Implementar estrategias orientadas a clarificar roles, mediar en conflictos y equilibrar las cargas de trabajo contribuye al bienestar de los empleados, mejorando la motivación, satisfacción y rendimiento general. Además, promueve una cultura organizacional de apoyo y comprensión, donde los trabajadores se sienten valorados y entendidos en sus capacidades y límites.

5.3.9. Relaciones y Apoyo Social (RAS)

El factor "Relaciones y Apoyo Social" (RAS) del método F-Psico aborda cómo las interacciones y el apoyo entre compañeros y superiores en el lugar de trabajo pueden afectar la experiencia laboral y el bienestar de los empleados. Este factor reconoce el impacto significativo que tienen las relaciones interpersonales y el entorno social en el rendimiento, la satisfacción y la salud mental de los trabajadores. Aquí se detallan los componentes de este factor y los ítems específicos que lo conforman (3):

Componentes de Relaciones y Apoyo Social

1. Apoyo Social Instrumental

Refiere a la ayuda práctica o asistencia que los trabajadores reciben de sus compañeros y superiores para realizar sus tareas de manera efectiva. Este tipo de apoyo es esencial para superar dificultades en el trabajo y facilitar el desempeño laboral.

- **Apoyo social instrumental de distintas fuentes (Ítems 16a - 16d):** Evalúa la disponibilidad y calidad del apoyo recibido de diferentes miembros del entorno laboral, incluidos jefes y compañeros. La presencia de un fuerte apoyo instrumental es crucial para crear un ambiente de trabajo colaborativo y de mutuo soporte.

2. Calidad de las Relaciones

Este componente mide la percepción de los empleados sobre la calidad de sus relaciones interpersonales en el trabajo. Relaciones positivas y respetuosas contribuyen a un ambiente laboral saludable y al bienestar de los empleados.

- **Calidad de las relaciones (Ítem 17):** Se centra en cómo los trabajadores perciben la interacción con sus compañeros y superiores, valorando aspectos como el respeto, la confianza y el apoyo emocional.

3. Exposición a Conflictos Interpersonales y Situaciones de Violencia

Analiza la frecuencia y la intensidad con las que los empleados se enfrentan a conflictos o situaciones de violencia en el trabajo, incluyendo acoso, discriminación y otras formas de interacción negativa.

- **Exposición a conflictos interpersonales y situaciones de violencia (Ítems 18a - 18d):** Examina la prevalencia de conflictos y violencia, y su impacto en el trabajador. La gestión adecuada de estas situaciones es vital para preservar la integridad y el bienestar de los empleados.

4. Gestión de la Empresa de las Situaciones de Conflicto

Evalúa cómo la organización aborda y resuelve conflictos interpersonales, incluyendo la implementación de protocolos de actuación y medidas de prevención.

- **Gestión de la empresa de las situaciones de conflicto (Ítem 19):** Considera la efectividad de las políticas y procedimientos establecidos por la empresa para manejar conflictos y violencia en el lugar de trabajo.

5. Exposición a la Discriminación

Este ítem mide la percepción de los trabajadores sobre la existencia de discriminación en el trabajo, lo cual puede tener efectos devastadores en la moral y la salud mental del empleado.

- **Exposición a la discriminación (Ítem 20):** Evalúa si los empleados han experimentado o presenciado situaciones de discriminación basadas en género, raza, orientación sexual, discapacidad, entre otros factores.

Impacto de Relaciones y Apoyo Social en el Bienestar Laboral

Las relaciones y el apoyo social en el trabajo juegan un rol fundamental en la prevención del estrés laboral y en la promoción de un entorno de trabajo saludable. Un fuerte apoyo social puede actuar como un amortiguador contra el estrés y mejorar la resiliencia de los empleados frente a las demandas laborales. Por lo tanto, fomentar un clima de trabajo donde prevalezcan la cooperación, el respeto mutuo y el soporte social es esencial para el bienestar de los trabajadores y para la efectividad organizacional. Las intervenciones dirigidas a mejorar las relaciones interpersonales, junto con políticas claras para manejar conflictos y prevenir la discriminación, son cruciales para desarrollar un ambiente laboral positivo y productivo.

5.4. Presentación de Resultados

La presentación de resultados obtenidos mediante el método FPSICO 4.1. es fundamental para comprender los riesgos psicosociales a los que se enfrenta un colectivo laboral. Este método permite analizar de manera grupal la situación de los trabajadores en contextos laborales homogéneos, presentando los datos en dos formatos principales: el Perfil Valorativo y el Informe (3).

Perfil Valorativo

El Perfil Valorativo utiliza una transformación de las puntuaciones directas en percentiles, facilitando la interpretación de los niveles de riesgo psicosocial a los que está expuesto el grupo evaluado. Los niveles de riesgo se clasifican en cuatro categorías:

- Muy Elevado: Percentil ≥ 85
- Elevado: Percentil entre 75 y <85
- Moderado: Percentil entre 65 y <75
- Situación Adecuada: Percentil < 65

Esta clasificación permite identificar de manera rápida y visual las áreas que requieren atención inmediata o estrategias de mejora. La representación gráfica de estos niveles mediante diferentes tonos de color ayuda a visualizar el porcentaje de trabajadores que se encuentra en cada tramo de riesgo para cada factor evaluado. Además, se proporciona la puntuación media del grupo, ofreciendo una visión general del nivel de riesgo.

Riesgo	Color
Muy elevado	
Elevado	
Moderado	
Situación adecuada	

Tabla 1. Representación gráfica de los riesgos por colores.

Informe

El Informe ofrece un análisis detallado de las respuestas a cada ítem del cuestionario, presentando el porcentaje de elección de cada opción de respuesta. Esta información detallada es invaluable para identificar aspectos específicos que contribuyen a los niveles de riesgo, permitiendo dirigir las acciones de mejora hacia áreas concretas. El diseño del programa informático asegura que todas las preguntas deben ser contestadas para que los datos sean archivados, eliminando así la posibilidad de respuestas omitidas.

Justificación Psicométrica

La confiabilidad y validez del instrumento FPSICO han sido confirmadas a través de un estudio psicométrico exhaustivo (18), que incluye la fiabilidad como consistencia interna (mediante el coeficiente α de Cronbach) y diversas evidencias de validez (validez de criterio y validez de constructo). El coeficiente α de Cronbach para la escala global y para cada uno de los factores demuestra una fiabilidad excelente, indicando que el instrumento es coherente internamente y fiable para la medición de riesgos psicosociales (3) (18).

La validez de criterio se ha examinado mediante la correlación de los resultados del FPSICO con medidas externas de satisfacción laboral y salud percibida, mostrando relaciones significativas que respaldan la validez del instrumento. Además, el análisis factorial confirmatorio ha verificado la estructura teórica del cuestionario, evidenciando un buen ajuste del modelo de nueve factores propuesto (3)

(18).Descripción de la empresa y los puestos de trabajo.

5.5.   Descripción de la empresa.

El estudio se va a llevar a cabo en dos Servicios de Urgencias de Atención Primaria (SUAPs) y una Unidad Medicalizada de Emergencias (UME).

Servicio de Urgencias de Atención Primaria (SUAP)

Estos servicios ofrecen atención médica urgente para problemas de salud agudos pero que no son tan graves como para precisar atención hospitalaria inmediata. Se suelen encontrar en los mismos centros de Atención Primaria y suelen contar con una ambulancia medicalizada y otra de traslado.

En los SUAPs hay dos equipos formados por un médico, un enfermero y un Técnico en Emergencias Sanitarias (TES). A su vez, los médicos y enfermeros pueden estar acompañados por sus residentes (médicos o enfermeros en formación). Los enfermeros y TES también acogen estudiantes en estos puestos de trabajo. Estos servicios también cuentan con un guardia de seguridad y un celador que coge los datos de los pacientes y tría.

A diferencia de las UMEs, en los SUAPs se ven tanto urgencias interiores (en el mismo servicio) como exteriores (avisos de urgencias médicas en la calle o en el domicilio del paciente). Si el paciente está grave o inestable lo solemos trasladar todo el equipo en la ambulancia medicalizada, pero si está estable y únicamente precisa observación o pruebas complementarias en el hospital, se puede trasladar al paciente por sus propios medios o en ambulancia no medicalizada.

Unidad Medicalizada de Emergencias (UME)

Estos servicios se encuentran en una base cercana a todos los territorios que tienen que cubrir. Cuentan con una ambulancia medicalizada y un equipo avanzado para atender y estabilizar a pacientes en situaciones de emergencia médica grave. A diferencia de los SUAPs, las UMEs solo cuentan con un equipo que está formado por un médico, un enfermero, un TES y un conductor. Por turno suele haber además un Médico Interno Residente (MIR), un Enfermero Interno Residente (EIR) o un estudiante de máster o TES. Todos estos profesionales deben estar altamente capacitados pues las urgencias que atienden son críticas casi siempre.

Estas unidades están diseñadas para ofrecer atención médica crítica en el lugar donde ocurre la emergencia, ya sea en la vía pública, en un domicilio, en un lugar de trabajo o en cualquier otro sitio donde se necesite asistencia médica urgente. Las UMEs son de suma importancia en situaciones en las que se requiere de manera inmediata una atención médica avanzada, como paradas cardiorrespiratorias, accidentes de tráfico, infartos agudos de miocardio, accidentes cerebrovasculares o traumatismos graves.

En ocasiones realizan también traslados interhospitalarios de pacientes críticos, por ejemplo pacientes a los que les han realizado un cateterismo cardíaco, intubados o inestables hemodinámicamente que deben ser trasladados a otro hospital.

Además del personal descrito, la ambulancia cuenta con equipos avanzados como monitores, respiradores, desfibriladores, medicamentos usados en urgencias críticas, dispositivos de vía aérea avanzada, entre otros.

5.6. Descripción de los puestos de trabajo.

Médicos/as de urgencias

Son profesionales altamente calificados en situaciones de urgencia que por lo general en España tienen el título de médico especialista en Atención Primaria, puesto que todavía no se ha creado una especialidad como tal de Urgencias y Emergencias. Estos profesionales se han formado mediante cursos y experiencia profesional en la evaluación, estabilización y tratamiento de pacientes que requieren atención médica inmediata debido a emergencias médicas o situaciones agudas de salud. Deben realizar evaluaciones rápidas, ordenar pruebas diagnósticas, administrar tratamientos médicos y coordinar el cuidado del paciente con otros profesionales de la salud para brindar una atención integral y salvar vidas en situaciones de emergencia.

Enfermeros/as

Son profesionales que proporcionan cuidados directos a los pacientes, tomando constantes, monitorizando y administrando tratamientos pautados por los médicos. Al igual que los médicos, deben preparados y cualificados para atención de emergencia. Los enfermeros desempeñan un papel fundamental también en la evaluación inicial, el manejo de emergencias médicas, la administración de tratamientos, la coordinación del cuidado del paciente y el apoyo emocional tanto al paciente como a sus familiares. Están altamente capacitados para trabajar en entornos de alta presión en los que la toma de decisiones tiene que ser rápida y trabajan en estrecha colaboración con otros miembros del equipo (médicos y TES) para intentar brindar una atención de calidad.

Técnico de Emergencias Sanitarias (TES)

Un técnico de emergencias sanitarias (TES) es un profesional sanitario cualificado para brindar atención médica básica y avanzada en situaciones de emergencia. Trabajan en ambulancias, servicios de emergencias y otros entornos médicos, donde realizan evaluaciones rápidas de los pacientes, administran primeros auxilios, estabilizan condiciones críticas, y asisten en el transporte de pacientes a hospitales u otros centros de atención médica. Los TES están entrenados además para manejar una variedad de situaciones médicas de emergencia, desde accidentes de tráfico hasta paradas cardíacas, y están preparados para tomar decisiones rápidas y efectivas para salvar vidas en situaciones críticas.

Conductores de ambulancia

Un conductor de ambulancia es un profesional que se encarga de conducir la ambulancia de manera segura y eficiente durante las emergencias médicas. Además de tener habilidades de conducción avanzadas, los conductores de ambulancia también deben tener entrenamiento en técnicas de primeros auxilios y manejo de pacientes críticos durante el transporte. Trabajan en estrecha colaboración con el personal de medicina y enfermería a bordo de la ambulancia para garantizar que los pacientes reciban la atención médica oportuna y lleguen al centro de atención médica adecuado de forma segura. por tanto, desempeñan un papel crucial en el equipo de urgencias y emergencias, garantizando la movilidad rápida y segura de los pacientes durante situaciones críticas.

Personal de Apoyo

Como he comentado anteriormente, en los SUAPs se cuenta además con guardia de seguridad que ofrece apoyo en situaciones de conflicto, pacientes agresivos, etc. En estos servicios se cuenta además con un celador que ayuda a coger los datos de los pacientes y puede poner observaciones para que el equipo médico y de enfermería priorice la atención de los pacientes más graves.

5.7. Puestos a evaluar con el método FPSICO 4.1.

Este estudio de riesgos psicosociales en los tres centros de Urgencia y Emergencias se centrará en analizar los factores de riesgo que podrían impactar la salud mental y emocional de los trabajadores. Los puestos en los que se van a analizar estos factores son los siguientes:

- Médicos/as
- Enfermeros/as
- TES/Conductores
- Otros: englobaría guardia de seguridad, celadores...

La metodología del estudio incluirá un cuestionario que se pasará en papel y presencial para captar a más empleados y explicar dudas que se puedan presentar. De esta manera, se podrá tener una comprensión más amplia y profunda de los riesgos psicosociales presentes. Se incluirá en el estudio a todos los trabajadores de los distintos puestos que hemos descrito que quieran participar en el estudio. Ésto no solo ayudará a maximizar la representatividad sino también a identificar problemas específicos de los distintos roles o puestos de trabajo. También contribuirá a identificar áreas de riesgo y a desarrollar estrategias proactivas para mejorar el ambiente laboral y promover el bienestar de todos los empleados en estos tres centros de trabajo.

5.8. Propuesta de Estudio.

1. **Participantes:** Entre los tres centros estudiados hay un total de 70 trabajadores, se intentará captar a la mayoría de ellos para que participen en el estudio.

2. **Metodología:** Se distribuirán los cuestionarios completos en papel. Éstos evalúan diversos factores psicosociales como el estrés laboral, la satisfacción laboral, la comunicación interna, el apoyo de los supervisores, y otros posibles factores de estrés. Se incluirán en dichos cuestionarios los ítems extra que he comentado anteriormente y que ayudarán a identificar mejor el perfil de los trabajadores.

3. **Análisis de Datos:** Se utilizarán técnicas estadísticas para analizar los datos recogidos de las encuestas, usando el método FPSICO 4.1.

4. **Reporte y Recomendaciones**: Recopilaremos los resultados en un informe detallado que incluya recomendaciones específicas para abordar los riesgos identificados y mejorar el bienestar de los empleados.

Beneficios de Incluir a Todos los Empleados

- Complejidad Reducida en la Muestra: Al no requerir un muestreo, se simplifica la logística y se elimina cualquier sesgo potencial en la selección de la muestra.

- Mejora del Compromiso Organizacional: Involucrar a todos en el estudio puede aumentar la sensación de inclusión y valoración, lo que a su vez puede mejorar el compromiso y la moral del personal.

Este enfoque integral no solo destaca el compromiso de la organización con el bienestar de sus empleados, sino que también refleja su responsabilidad como líder en el sector de la salud.

Listado del Personal a Evaluar.
Dado que vamos a evaluar a todos los trabajadores de estos servicios de Urgencias y Emergencias, cabe mencionar la distribución aproximada de los distintos puestos de trabajo:

- Médicos/as: 20 trabajadores.
- Enfermeros/as: 20 trabajadores.
- TES/Conductores: 25 trabajadores.
- Otros: 5 trabajadores.

6. Resultados.

6.1. Datos sociodemográficos.

De los 70 trabajadores de la plantilla, responden de forma voluntaria 50 trabajadores. En la siguiente tabla se adjuntan los datos sociodemográficos relativos a los 7 primeros ítems del cuestionario que fueron añadidos para catalogar mejor a la población estudiada:

Sexo	Varón: 24 Mujer: 26 Otro: 0
Edad	20-35 años: 19 36-50 años: 21 51-65 años: 9 Otra edad: 1
Antigüedad en la empresa	Menos de 6 meses: 4 Menos de 1 año: 5 Menos de 2 años: 5 2 años o más: 36
Puesto de trabajo	Médico/a: 16 Enfermero/a: 20 TES/Conductor/a: 8 Otro: 6
Tipo de contrato	Fijo: 18 Indefinido: 10 Temporal: 7 En formación: 15
Estado civil	Soltero/a: 11 Pareja/Casado/a: 33 Divorciado/a: 6 Viudo/a: 0
Cargas familiares	Sí: 26 No: 24

Tabla 2. Datos sociodemográficos.

27

6.2. Valoración de la exposición a factores de riesgo psicosociales.

La valoración global de la exposición a los factores de riesgo psicosociales analizados
en los tres centros de Urgencias y Emergencias de la Región de Murcia se exponen a
continuación en el *Gráfico 1*.

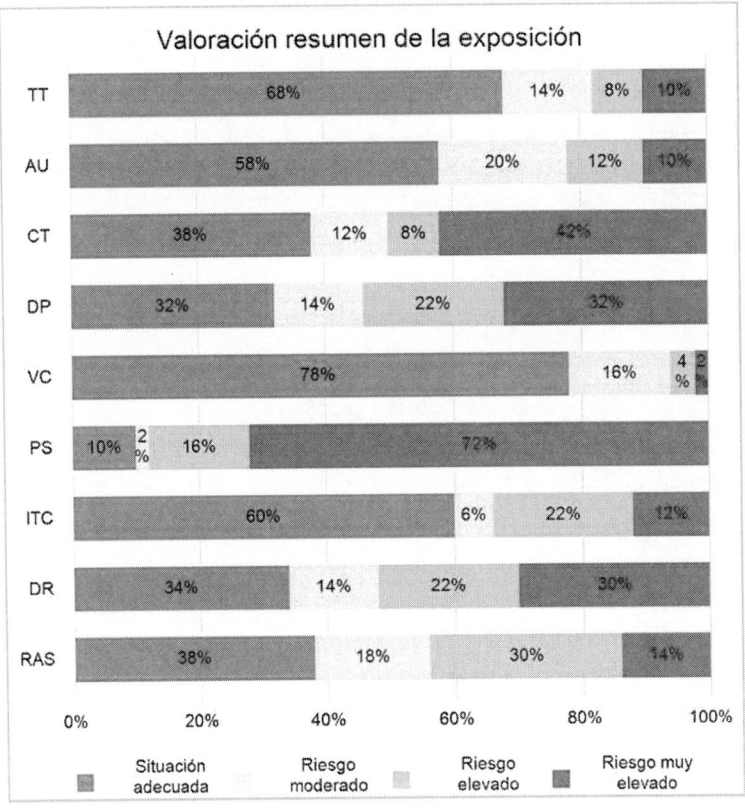

Gráfico 1. Valoración resumen de la exposición.

A la izquierda del gráfico se encuentran las siglas de cada factor de riesgo y a la
derecha, la proporción de individuos expuestos a cada factor, divididos en colores
verde, amarillo, naranja y rojo, en función de si se encuentran en situación adecuada,
riesgo moderado, riesgo elevado o riesgo muy elevado respectivamente.

Como podemos objetivar, de forma global, la Participación/Supervisión es el área que
más riesgo psicosocial presenta, encontrándose un 72% de los trabajadores con un
riesgo muy elevado, seguida de la carga de trabajo con un 42% de los trabajadores en
riesgo muy elevado. El área de menos riesgo sería la de Variedad/Contenido,
encontrándose el 78% de los encuestados en una situación adecuada.

Ahora vamos a analizar más detenidamente cada uno de los factores de riesgo
psicosocial.

6.2.1. Tiempo de trabajo (TT).

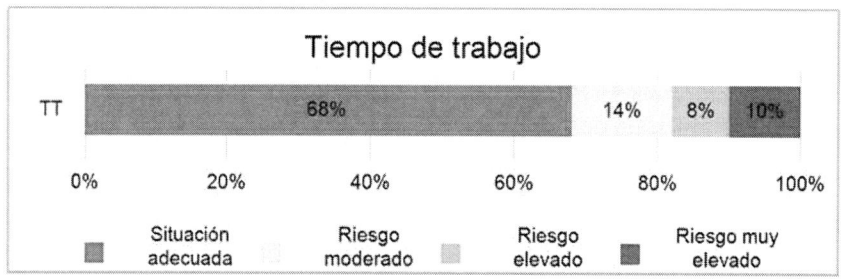

N° de trabajadores en cada nivel de riesgo			
Situación adecuada	Riesgo moderado	Riesgo elevado	Riesgo muy elevado
34	7	4	5

Rango	Media	Desviación típica	Mediana
0-37	16,42	7,58	15,00

Gráfico 2. Tiempo de trabajo.

El 68% de los trabajadores se encuentran en una situación adecuada respecto a la distribución y horario de su trabajo. Tan sólo el 10% presenta un riesgo muy elevado.

Seguidamente adjunto los datos obtenidos relativos al Tiempo de trabajo en la *Tabla 3*.

	¿Trabajas los sábados? (Ítem 1)	¿Trabajas domingos y festivos? (Ítem 2)	Tiempo de descanso semanal (Ítem 5)	Compatibilidad vida laboral-vida social (Ítem 6)
Siempre o casi siempre	4%	8%	70%	38%
A menudo	30%	32%	6%	32%
A veces	60%	54%	12%	28%
Nunca o casi nunca	6%	6%	12%	2%

Tabla 3. Ítems Tiempo de Trabajo.

Respecto a los ítems evaluados dentro de este factor, destacar que al tratarse de equipos sanitarios de urgencias y emergencias, la mayoría trabaja a veces los sábados (60%) y los domingos y festivos (54%). No obstante, al trabajar la mayoría de las ocasiones en turnos de 24 horas, el 70% de los trabajadores siempre o casi siempre pueden disponer de al menos 48 horas consecutivas de descanso y sólo el 2% de los trabajadores reportan no poder compaginar su horario laboral con su tiempo libre.

6.2.2. Autonomía (AU).

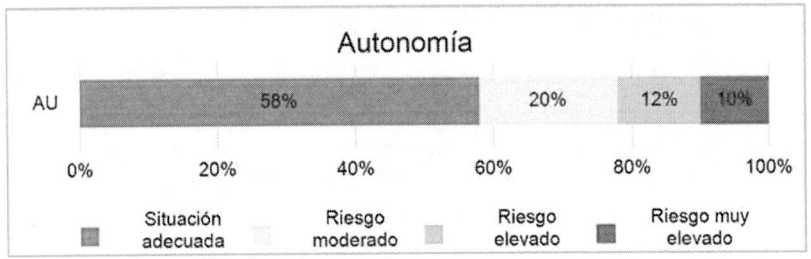

N° de trabajadores en cada nivel de riesgo			
Situación adecuada	Riesgo moderado	Riesgo elevado	Riesgo muy elevado
29	10	6	5

Rango	Media	Desviación típica	Mediana
0-113	68,10	16,30	68,00

Gráfico 3. Autonomía.

Podemos evidenciar que más de la mitad de los encuestados se encuentran en una situación adecuada respecto a la Autonomía en su trabajo.

Esta evaluación a su vez se recoge en 2 grandes bloques (Autonomía Temporal y Autonomía Decisional), evaluados mediante 12 Ítems.

Autonomía temporal

	Posibilidad de atender asuntos personales (Ítem 3)	Distribución de pausas reglamentarias (Ítem 7)	Adopción de pausas no reglamentarias (Ítem 8)	Determinación del ritmo (Ítem 9)
Siempre o casi siempre	30%	6%	2%	0%
A menudo	24%	18%	16%	16%
A veces	42%	54%	24%	30%
Nunca o casi nunca	4%	22%	28%	54%

Tabla 4. Ítems Autonomía Temporal.

Aquí objetivamos que la mayoría (42%) solo pueden atender "a veces" sus asuntos personales. Lo mismo ocurre con las pausas reglamentarias, el 54 % solo "a veces" pueden decidir su distribución. Con respecto a las pausas no reglamentarias, casi el 30% "nunca o casi nunca" pueden decidir cuándo hacerlas. En cuanto a la determinación del ritmo de trabajo, más de la mitad no lo pueden decidir "nunca o casi nunca".

Autonomía decisional

	Actividades y tareas (Ítem 10 a)	Distribución de tareas (Ítem 10 b)	Distribución del espacio de trabajo (Ítem 10 c)	Métodos, procedimientos y protocolos (Ítem 10 d)
Siempre o casi siempre	22%	8%	6%	16%
A menudo	34%	26%	18%	40%
A veces	42%	42%	38%	32%
Nunca o casi nunca	2%	24%	38%	12%

Tabla 5.1. Ítems Autonomía Decisional.

	Cantidad de trabajo (Ítem 10 e)	Calidad del trabajo (Ítem 10 f)	Resolución de incidencias (Ítem 10 g)	Distribución turnos (Ítem 10h)
Siempre o casi siempre	2%	16%	10%	0%
A menudo	4%	34%	32%	6%
A veces	24%	34%	48%	12%
Nunca o casi nunca	70%	16%	10%	52%
No trabajo en turnos rotativos	-	-	-	30%

Tabla 5.2. Ítems Autonomía Decisional.

6.2.3. Carga de trabajo (CT).

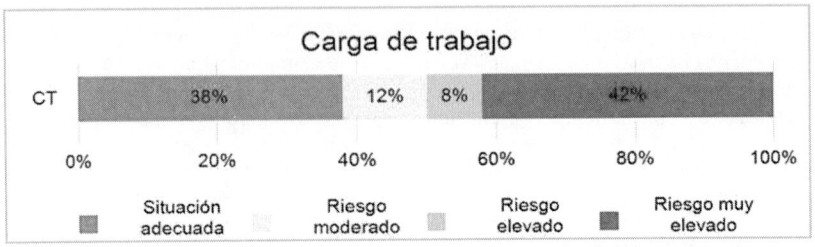

Nº de trabajadores en cada nivel de riesgo			
Situación adecuada	Riesgo moderado	Riesgo elevado	Riesgo muy elevado
19	6	4	21

Rango	Media	Desviación típica	Mediana
0-106	53,04	19,33	53,50

Gráfico 4. Carga de trabajo.

En cuanto al factor de riesgo Carga de Trabajo, se evidencia que el 50% de los trabajadores se encuentran en riesgo elevado (8%) o muy elevado (42%).

Para la evaluación de este factor se han utilizado 13 ítems, divididos en 3 grandes bloques:

Presiones de tiempos

	Tiempo asignado a la tarea (Ítem 23)	Tiempo de trabajo con rapidez (Ítem 24)	Aceleración del ritmo de trabajo (Ítem 25)
Siempre o casi siempre	32%	34%	32%
A menudo	38%	36%	28%
A veces	20%	24%	36%
Nunca o casi nunca	10%	6%	4%

Tabla 6. Ítems Presiones de tiempos.

Esfuerzo de atención

	Tiempo de atención (Ítem 21)	Atención múltiples tareas (Ítem 27)	Interrupciones (Ítem 30)	Efecto de las interrupciones (Ítem 31)	Previsibilidad de las tareas (Ítem 32)
Siempre o casi siempre	16%	22%	6%	6%	40%
A menudo	38%	42%	30%	22%	38%
A veces	36%	24%	46%	44%	18%
Nunca o casi nunca	10%	12%	18%	28%	4%

Tabla 7. Ítems Esfuerzo de atención.

Cabe destacar que respecto al ítem **Intensidad de la Atención**, se puede objetivar que la gran mayoría de los trabajadores indican que deben mantener una atención alta (42%) o muy alta (50%) en su trabajo.

Muy alta	50 %
Alta	42 %
Media	8 %
Baja	0 %
Muy baja	0 %

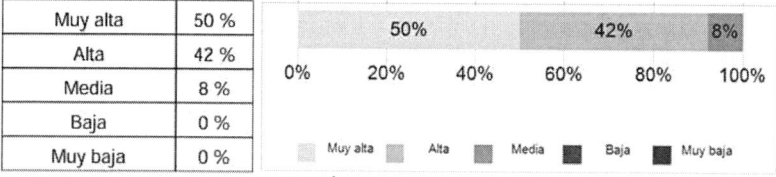

Tabla 8. Intensidad de la atención (Ítem 22).

Cantidad y dificultad de la tarea

	Trabajo fuera del horario habitual (Ítem 4)	Dificultad del trabajo (Ítem 28)	Necesidad de ayuda (Ítem 29)
Siempre o casi siempre	4%	2%	4%
A menudo	18%	12%	14%
A veces	38%	72%	66%
Nunca o casi nunca	40%	14%	16%

Tabla 9. Ítems Cantidad y dificultad de la tarea.

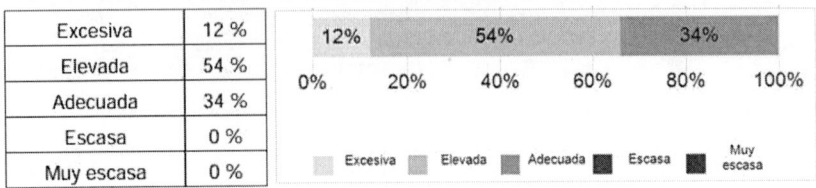

Excesiva	12 %
Elevada	54 %
Adecuada	34 %
Escasa	0 %
Muy escasa	0 %

Tabla 10. Cantidad de trabajo (Ítem 26).

6.2.4. Demandas Psicológicas (DP).

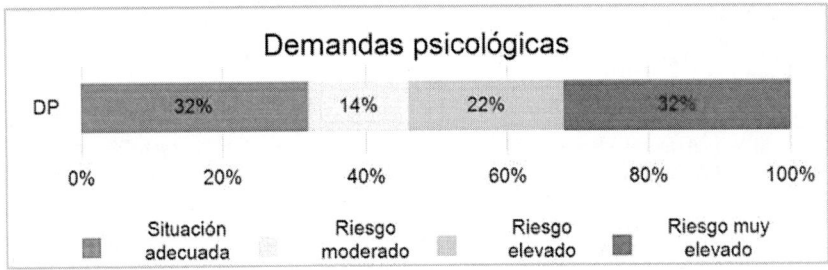

Nº de trabajadores en cada nivel de riesgo			
Situación adecuada	Riesgo moderado	Riesgo elevado	Riesgo muy elevado
16	7	11	16

Rango	Media	Desviación típica	Mediana
10-112	68,40	17,31	67,00

Gráfico 5. Demandas Psicológicas.

En relación con las Demandas Psicológicas, el número de trabajadores que se
encuentran en situación adecuada y en riesgo muy elevado coinciden (16 en cada
categoría).

La evaluación de este factor se recoge en 2 grandes bloques (9 ítems):

Exigencias cognitivas

	Requerim. de aprendizajes (Ítem 33a)	Requerim. de adaptación (Ítem 33b)	Requerim. de iniciativas (Ítem 33 c)	Requerim. de memorización (Ítem 33 d)	Requerim. de creatividad (Ítem 33e)
Siempre o casi siempre	46%	44%	44%	58%	24%
A menudo	40%	44%	42%	34%	26%
A veces	14%	10%	14%	6%	36%
Nunca o casi nunca	0%	2%	0%	2%	14%

Tabla 11. Ítems Exigencias cognitivas.

Como se muestra en la tabla anterior, los trabajadores de estos servicios de Urgencias y Emergencias presentan unas altas exigencias cognitivas.

Exigencias emocionales

Relativo a las exigencias emocionales, al tratarse de un trabajo en el que siempre o casi siempre se está en contacto con personas (pacientes), las exigencias relativas a las emociones que esto supone son relevantes. La ocultación de estas emociones a los superiores ocurre en un 30% de los trabajadores "a menudo", mientras que a los compañeros el 48% de los trabajadores "nunca o casi nunca" se los ocultan.

	Requerimientos de trato con personas (Ítem 33 f)	Ocultación de emociones ante superiores (Ítem 34 a)	Ocultación de emociones ante subordinados (Ítem 34 b)	Ocultación de emociones ante compañeros (Ítem 34 c)
Siempre o casi siempre	82%	14%	10%	6%
A menudo	6%	30%	20%	18%
A veces	12%	26%	34%	28%
Nunca o casi nunca	0%	24%	22%	48%
No tengo, no trato	-	6%	14%	0%

Tabla 12.1. Ítems Exigencias emocionales.

En la siguiente tabla queda reflejado que el 42% de los trabajadores "a menudo" se ven expuestos a situaciones de impacto emocional y el 32% "siempre o casi siempre".

	Ocultación de emociones ante clientes (Ítem 34 d)	Exposición a situaciones de impacto emocional (Ítem 35)	Demandas de respuesta emocional (Ítem 36)
Siempre o casi siempre	44%	32%	34%
A menudo	18%	42%	30%
A veces	28%	26%	24%
Nunca o casi nunca	10%	0%	12%
No tengo, no trato	0%	-	-

Tabla 12.2. Ítems Exigencias emocionales.

6.2.5. Variedad/ Contenido (VC).

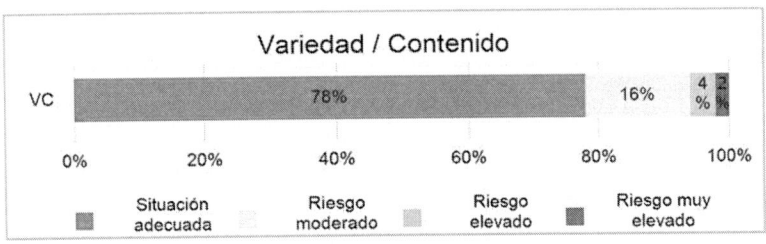

Gráfico 6. Variedad/Contenido.

Éste es el ítem que menos riesgo presenta, encontrándose la gran mayoría de los trabajadores (78%) en situación adecuada y tan solo el 2% en riesgo muy elevado.

En las tablas adjuntas a continuación, se presentan los datos de los ítems que evalúan este factor.

No	40 %
A veces	48 %
Bastante	4 %
Mucho	8 %

Tabla 13. Trabajo rutinario (Ítem 37).

Mucho	52 %
Bastante	40 %
Poco	8 %
Nada	0 %

Tabla 14. Sentido del trabajo (Ítem 38).

No es muy importante	4 %
Es importante	48 %
Es muy importante	32 %
No lo sé	16 %

Tabla 15. Contribución del trabajo (Ítem 39).

	Reconocimiento del trabajo por superiores (Ítem 40 a)	Reconocimiento del trabajo por compañeros (Ítem 40 b)	Reconocimiento del trabajo por clientes (Ítem 40 c)	Reconocimiento del trabajo por familia (Ítem 40 d)
Siempre o casi siempre	12%	36%	16%	50%
A menudo	24%	34%	30%	34%
A veces	32%	26%	36%	14%
Nunca o casi nunca	22%	2%	16%	0%
No tengo, no trato	10%	2%	2%	2%

Tabla 16. Variedad/ Contenido (Ítems 40 a-d).

6.2.6. Participación/ Supervisión (PS).

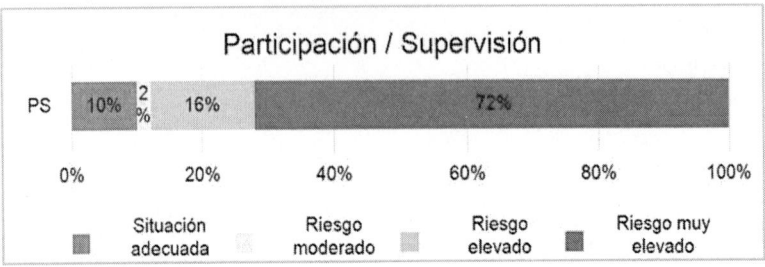

Nº de trabajadores en cada nivel de riesgo			
Situación adecuada	Riesgo moderado	Riesgo elevado	Riesgo muy elevado
5	1	8	36

Rango	Media	Desviación típica	Mediana
4-87	44,00	11,98	44,00

Gráfico 7. Participación/ Supervisión.

Como se ha comentado anteriormente, la Participación/ Supervisión es el que más riesgo psicosocial presenta, con un 72% de los trabajadores en riesgo muy elevado.

Los ítems que evalúan este factor, se encuentran resumidos en las siguientes tablas:

	Introducción de cambios en equipos y materiales (Ítem 11 a)	Introducción de métodos de trabajo (Ítem 11 b)	Lanzamiento de nuevos productos (Ítem 11 c)	Reorganización de áreas de trabajo (Ítem 11 d)
Puedo decidir	4%	8%	4%	4%
Se me consulta	30%	28%	10%	10%
Sólo recibo información	46%	58%	60%	40%
Ninguna participación	20%	6%	26%	46%

Tabla 17.1. Participación (ítems 11a-d).

	Introducción de cambios en la dirección (Ítem 11 e)	Contrataciones de personal (Ítem 11 f)	Elaboración de normas de trabajo (Ítem 11 g)
Puedo decidir	0%	2%	4%
Se me consulta	6%	2%	8%
Sólo recibo información	34%	20%	26%
Ninguna participación	60%	76%	62%

Tabla 17.2. Participación (ítems 11 e-g).

	Supervisión sobre los métodos (Ítem 12 a)	Supervisión sobre la planificación (Ítem 12 b)	Supervisión sobre el ritmo (Ítem 12 c)	Supervisión sobre la calidad (Ítem 12 d)
No interviene	14%	16%	18%	20%
Insuficiente	16%	18%	18%	18%
Adecuada	66%	64%	64%	60%
Excesiva	4%	2%	0%	2%

Tabla 17.3. Supervisión (ítems 12 a-d).

6.2.7. Interés por el trabajador/ Compensación (ITC).

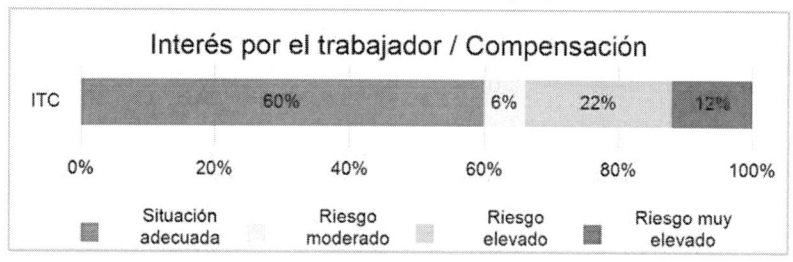

Nº de trabajadores en cada nivel de riesgo			
Situación adecuada	Riesgo moderado	Riesgo elevado	Riesgo muy elevado
30	3	11	6

Rango	Media	Desviación típica	Mediana
0-73	45,56	15,41	46,00

Gráfico 8. Interés por el trabajador/ Compensación.

39

Respecto al Interés por el trabajador/ Compensación, más de la mitad de los trabajadores parece encontrarse en situación adecuada y tan solo 6 de ellos en riesgo muy elevado.

Interés por el trabajador

	Información sobre la formación (Ítem 13 a)	Información sobre las posibilidades de promoción (Ítem 13 b)	Información sobre requisitos para la promoción (Ítem 13 c)	Información sobre la situación de la empresa (Ítem 13 d)
No hay información	6%	34%	40%	56%
Insuficiente	48%	46%	38%	34%
Es adecuada	46%	20%	22%	10%

Tabla 18. Interés por el trabajador.

Compensación

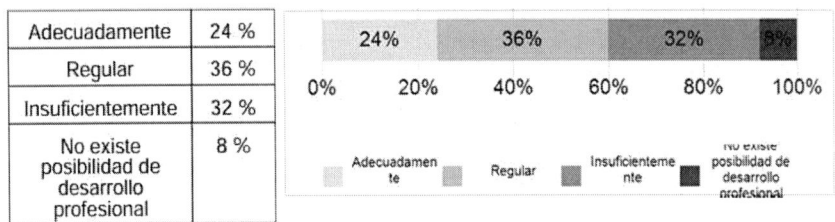

Adecuadamente	24 %
Regular	36 %
Insuficientemente	32 %
No existe posibilidad de desarrollo profesional	8 %

Tabla 19.1. Compensación. Facilidades para el desarrollo profesional (Ítem 41).

Muy adecuada	8 %
Suficiente	22 %
Insuficiente en algunos casos	56 %
Totalmente insuficiente	14 %

Tabla 19.2. Compensación. Valoración de la formación (Ítem 42).

Muy adecuada	4 %
Suficiente	20 %
Insuficiente en algunos casos	52 %
Totalmente insuficiente	24 %

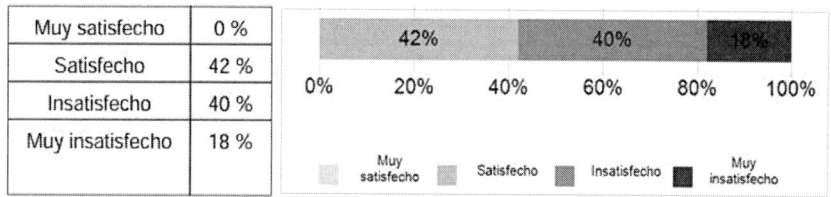

Tabla 19.3. Compensación. Equilibrio entre esfuerzo y recompensas (Ítem 43).

Muy satisfecho	0 %
Satisfecho	42 %
Insatisfecho	40 %
Muy insatisfecho	18 %

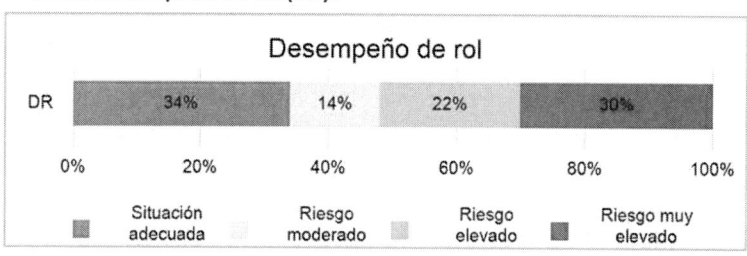

Tabla 19.4. Compensación. Satisfacción con el salario (Ítem 44).

6.2.8. Desempeño de rol (DR).

Desempeño de rol

DR: 34% | 14% | 22% | 30%

- Situación adecuada
- Riesgo moderado
- Riesgo elevado
- Riesgo muy elevado

N° de trabajadores en cada nivel de riesgo			
Situación adecuada	Riesgo moderado	Riesgo elevado	Riesgo muy elevado
17	7	11	15

Rango	Media	Desviación típica	Mediana
1-109	43,98	19,22	45,50

Gráfico 9. Desempeño de rol.

Acerca del Desempeño de rol, más del 50% de los empleados presentan un riesgo elevado (22%) o muy elevado (30%). Seguidamente se especifican los datos obtenidos de los ítems que evalúan este factor.

	Especificaciones de los cometidos (Ítem 14 a)	Especificaciones de los procedimientos (Ítem 14 b)	Especificaciones de la cantidad de trabajo (Ítem 14 c)	Especificaciones de la calidad del trabajo (Ítem 14 d)	Especificaciones de los tiempos de trabajo (Ítem 14 e)	Especificaciones de la responsabilidad del puesto (Ítem 14f)
Muy clara	6%	8%	12%	12%	10%	12%
Clara	56%	40%	48%	38%	42%	42%
Poco clara	36%	50%	34%	42%	42%	38%
Nada clara	2%	2%	6%	8%	6%	8%

Tabla 20. Desempeño de rol (ítems 14 a- f).

	Tareas irrealizables (Ítem 15 a)	Procedimientos de trabajo incompatibles con objetivos (Ítem 15 b)	Conflictos morales (Ítem 15 c)	Instrucciones contradictorias (Ítem 15 d)	Asignación de tareas que exceden el cometido del puesto (Ítem 15 e)
Siempre o casi siempre	2%	2%	4%	2%	2%
A menudo	14%	8%	8%	205	14%
A veces	44%	42%	36%	28%	50%
Nunca o casi nunca	40%	48%	52%	50%	34%

Tabla 21. Desempeño de rol (ítems 15 a- e).

6.2.9. Relaciones y apoyo social (RAS).

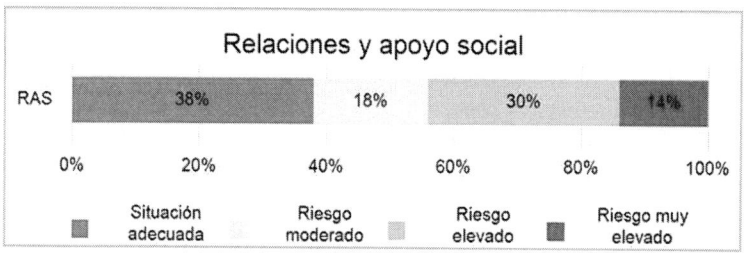

Nº de trabajadores en cada nivel de riesgo			
Situación adecuada	Riesgo moderado	Riesgo elevado	Riesgo muy elevado
19	9	15	7

Rango	Media	Desviación típica	Mediana
0-97	29,96	11,56	31,00

Gráfico 10. Relaciones y apoyo social.

Por último, se muestran los datos relativos a las Relaciones y Apoyo Social. En el *Gráfico 10*, observamos que el 38% se encuentran en situación adecuada, seguido del 30% que se encuentran en riesgo elevado.

En las tablas que se adjuntan a continuación vemos los datos obtenidos de los ítems que evalúan este factor de riesgo psicosocial.

	Apoyo superiores (ítem 16 a)	Apoyo compañeros (ítem 16 b)	Apoyo subordinados (ítem 16 c)	Apoyo otras personas de la empresa (ítem 16 d)
Siempre o casi siempre	26%	56%	42%	38%
A menudo	22%	26%	24%	24%
A veces	36%	6%	12%	26%
Nunca o casi nunca	14%	8%	10%	12%
No tengo, no hay otras personas	2%	4%	12%	0%

Tabla 22. Apoyo social instrumental de distintas fuentes (ítems 16 a-d).

En la *tabla 22* vemos que el apoyo social por parte de los compañeros y subordinados se presenta "siempre o casi siempre" en un 56% y un 42% respectivamente, mientras que el apoyo recibido por parte de los superiores se presenta "siempre o casi siempre" en tan sólo un 26%.

En lo referente a la calidad de las relaciones, el 94% de los trabajadores afirman que son buenas como se muestra en la *tabla 21*.

Buenas	94 %
Regulares	4 %
Malas	0 %
No tengo compañeros	2 %

Tabla 21. Calidad de las relaciones (ítem 17).

En la siguiente tabla (*23*), evidenciamos que la mayor parte de los trabajadores raras veces presentan conflictos o situaciones violentas o de acoso en su trabajo, incluso el 56% de los trabajadores refieren que no existe exposición a acoso sexual.

	Exposición a conflictos interpersonales (Ítem 18 a)	Exposición a violencia física (Ítem 18 b)	Exposición a violencia psicológica (Ítem 18 c)	Exposición a acoso sexual (Ítem 18 d)
Raras veces	80%	66%	62%	42%
Con frecuencia	12%	6%	22%	0%
Constantemente	4%	0%	4%	2%
No existen	4%	28%	12%	56%

Tabla 23. Conflictos (ítems 18 a- d).

En cuanto a la gestión de los conflictos, el 56% de los trabajadores no saben cómo se gestionan en la empresa.

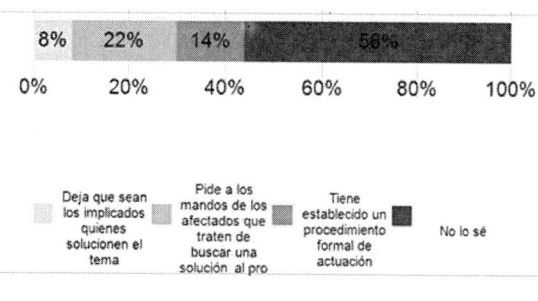

Deja que sean los implicados quienes solucionen el tema	8 %
Pide a los mandos de los afectados que traten de buscar una solución al problema	22 %
Tiene establecido un procedimiento formal de actuación	14 %
No lo sé	56 %

Tabla 24. Gestión de la empresa de las situaciones de conflicto (Ítem 19).

En última instancia, mencionar que el 74% de los empleados nunca se han visto
expuestos a situaciones de discriminación y el 24% solo a veces.

Siempre o casi siempre	0 %
A menudo	2 %
A veces	24 %
Nunca	74 %

Tabla 25. Exposición a discriminación (Ítem 20).

7. Medidas preventivas y planificación de la actividad preventiva.

Tras la descripción de los resultados, se proponen una serie de medidas preventivas para
intentar eliminar o reducir los riesgos objetivados, mejorando de esta manera la calidad
de vida laboral y el bienestar de todos los empleados (6). Posteriormente, se describe la
planificación de la actividad preventiva que se va a llevar a cabo en estos tres servicios
de Urgencias y Emergencias de la Región de Murcia.

7.1. Medidas preventivas.

7.1.1. Tiempo de trabajo.

- Intentar reestructurar los turnos de trabajo, intentando repartir de manera
  equitativa los sábados, domingos y festivos de cada mes.
- Asegurar que todos los trabajadores tengan al menos 48 horas consecutivas de
  descanso semanal.

45

- Instruir a los trabajadores en programas de gestión de tiempo y compatibilidad de vida laboral-vida personal.

7.1.2. Autonomía.

- Descentralizar la toma de decisiones, dejando a los propios trabajadores gestionar sus tiempos de dedicación a asuntos personales.
  Poder gestionar las pausas es más complicado, puesto que al tratarse de un servicio de urgencias, en cuanto dan el aviso deben dejar todo lo que estaban haciendo para atender la urgencia.
- Incluir a los trabajadores en la planificación, además de en la organización y distribución de sus funciones y de su espacio en la empresa.
- Instruir a los empleados en la resolución de incidencias y otros procedimientos de su trabajo.

7.1.3. Carga de trabajo.

No podemos actuar sobre el tiempo designado a cada tarea ni sobre la dificultad de dicha tarea dado el ámbito laboral en el que nos encontramos (urgencias y emergencias), pero sí podemos:
- Capacitar a los trabajadores de estos servicios en cuanto a la gestión y priorización de ciertas tareas que requieran abordaje más urgente.
- Considerar contratar más personal para reducir la sobrecarga y los tiempos de espera de los pacientes.
- Intentar distribuir de manera equitativa la carga de trabajo, realizando un adecuado reparto de tareas previo a la llegada a los avisos, por ejemplo.

7.1.4. Demandas psicológicas.

- Realizar cursos formativos en habilidades cognitivas (creatividad, adaptación a nuevas situaciones, memorización) que ayuden a los empleados a desempeñar mejor su trabajo.
- Realizar talleres o cursos de aprendizaje de habilidades emocionales y de gestión de situaciones de alta demanda emocional.
- Llevar a cabo sesiones grupales para que los trabajadores puedan expresar sus emociones, tanto con superiores como con compañeros y subordinados.

7.1.5. Variedad/ Contenido.

A pesar de que este factor es el que menos riesgo psicosocial presenta, se podrían implantar algunas medidas preventivas que mejoren aún más la variedad/contenido de este ámbito laboral:
- Capacitar a los trabajadores con nuevas habilidades y/o conocimientos que los empoderen aún más y reduzcan la monotonía laboral.
- Escuchar sugerencias de los trabajadores al respecto, ofreciéndoles la posibilidad de reorganizar sus tareas o realizar otras nuevas si están capacitados para ello.

7.1.6. Participación/ Supervisión.

Este factor es el de más riesgo y, por tanto, en el que más debemos centrar nuestra labor preventiva.

- Llevar a cabo reuniones periódicas con los empleados para que éstos puedan expresar sus ideas y participar en la toma de decisiones relativa a la empresa (equipos y materiales, métodos de trabajo, nuevos productos, contrataciones, normas de trabajo, etc ...).
- Instruir a los supervisores para que sean más cercanos a los trabajadores, les ofrezcan ayuda en sus funciones, puedan resolver sus conflictos y feliciten sus logros periódicamente.
- Ofrecer programas de desarrollo profesional y capacitación continua tanto a los supervisores como al resto de trabajadores.
- Crear grupos de trabajo compuestos por distintos representantes de cada nivel para decidir y planificar entre todos los cambios en la organización y gestión de la empresa.

7.1.7. Interés por el trabajador/ Compensación.

- Asegurar que todos los trabajadores estén informados de las oportunidades formativas y de desarrollo profesional y personal.
- Crear programas de reconocimiento y recompensa hacia la labor de todos los trabajadores, además de realizar de forma periódica feedback positivo hacia ellos.
- Garantizar que el salario del trabajador se ajuste a sus labores y capacidades.

7.1.8. Desempeño de rol.

- Describir de manera clara y precisa las responsabilidades, procedimientos, tiempos y competencias de cada puesto de trabajo.
- Garantizar que todos los trabajadores cuenten con los recursos y materiales necesarios para desempeñar su trabajo.
- Ofrecer formación para la toma de decisiones que puedan ocasionar conflictos éticos, legales o que supongan mucho estrés emocional.
- Asegurar que las condiciones de trabajo y equipamiento sean adecuados para las tareas de cada trabajador.

7.1.9. Relaciones y apoyo social.

- Fomentar en toda la empresa una cultura de apoyo y comunicación efectiva entre todos los niveles.
- Promover el trabajo en equipo, fortaleciendo los vínculos sociales entre los trabajadores.
- Entrenar a los trabajadores en habilidades sociales.
- Capacitar a todos los empleados en la gestión y resolución de conflictos interpersonales, además de situaciones de violencia o acoso.
- Desarrollar programas para prevenir la discriminación en el ámbito laboral, además de talleres con todos los trabajadores para favorecer un ambiente laboral más sano y eliminando el aislamiento social.

7.2. Planificación de la actividad preventiva.

En primer lugar, es importante que todos los trabajadores conozcan los resultados obtenidos y las medidas preventivas propuestas. Para ello, se hará una **primera reunión** en cada uno de los tres servicios estudiados, donde además de exponer lo anterior, se les solicitará a los trabajadores más ideas de mejora para añadir a las medidas preventivas ya desarrolladas. Se definirán de manera clara y concisa los objetivos para cada área de mejora y se establecerán las prioridades en función del nivel de riesgo evidenciado en cada una de estas áreas. En esta primera reunión, se deberá seleccionar al menos a un representante de cada servicio, pudiendo ser el coordinador médico o de enfermería que conocen mejor a todos los trabajadores. Estos representantes a su vez, podrán asignar responsabilidades o tareas específicas a personas o equipos de trabajo para implementar de forma adecuada cada una de las medidas preventivas propuestas.

En una **segunda reunión**, se determinarán los recursos humanos, materiales y económicos con los que contamos para poder llevar a cabo las medidas preventivas descritas. Es imprescindible elaborar un presupuesto bien detallado para planteárselo a los directores y gerentes de la empresa antes de proceder a implementar dichas medidas preventivas. En esta segunda reunión se procedería también a exponer el calendario de puesta en marcha de las acciones preventivas, contando en todo momento con la opinión y disponibilidad de los trabajadores. Habrá que establecer plazos realistas para la implantación de las medidas preventivas y desarrollar algún mecanismo que nos permita monitorizar esos plazos.

A parte de las dos anteriores reuniones, se realizarán otras reuniones periódicas de información de los procedimientos que se van a ir llevando a cabo y para formar a los trabajadores en aquellas acciones que lo precisen. Es esencial asegurarse de que los empleados comprendan todas las medidas propuestas e integren cómo deben aplicarlas.

Después de la implementación de las medidas, debemos realizar un adecuado seguimiento y evaluación de las mismas. Para ello, se organizarán reuniones periódicas que los responsables de cada área o servicio, los cuales nos harán un feedback sobre la efectividad de las acciones preventivas implementadas hasta ese momento y éstos expondrán las áreas de mejora que han podido identificar, para intentar modificar y ajustar las medidas si es necesario.

Por último y no menos importante, se realizarán encuestas de satisfacción a los trabajadores para intentar recoger el feedback de los mismos ante la efectividad de las medidas llevadas a cabo. Se recogerán además las sugerencias y propuestas de mejorar de los trabajadores. De esta manera se irán ajustando las medidas en base al seguimiento y evaluación continua de las mismas.

Seguidamente adjunto unas tablas donde se resumen la planificación preventiva que se va a llevar a cabo:

Tiempo de trabajo

Medida preventiva	Responsable	Inicio	Plazo

Reestructurar los turnos de trabajo, intentando repartir de manera equitativa los sábados, domingos y festivos de cada mes.	Responsable de recursos humanos	01/08/2024	3 meses
Asegurar que todos los trabajadores tengan al menos 48 horas consecutivas de descanso semanal.	Responsable de recursos humanos	01/08/2024	3 meses
Instruir a los trabajadores en programas de gestión de tiempo y compatibilidad de vida laboral-vida personal.	Coordinador de enfermería	01/09/2024	6 meses

Tabla 26. Planificación de la prevención. Tiempo de trabajo.

Autonomía

Medida preventiva	Responsable	Inicio	Plazo
Descentralizar la toma de decisiones, dejando a los propios trabajadores gestionar sus tiempos de dedicación a asuntos personales	Director médico	01/07/2024	6 meses
Incluir a los trabajadores en la planificación, además de en la organización y distribución de sus funciones y de su espacio en la empresa.	Coordinador médico y de enfermería	01/07/2024	3 meses
Instruir a los empleados en la resolución de incidencias y otros procedimientos de su trabajo.	Responsable de capacitación	01/07/2024	6 meses

Tabla 27. Planificación de la prevención. Autonomía..

Carga de trabajo

Medida preventiva	Responsable	Inicio	Plazo
Capacitar a los trabajadores en cuanto a la gestión y priorización de ciertas tareas.	Responsable de capacitación	01/08/2024	6 meses
Considerar contratar más personal para reducir la sobrecarga y los tiempos de espera.	Responsable de recursos humanos	01/07/2024	3 meses
Intentar distribuir de manera equitativa la carga de trabajo.	Coordinador médico y de enfermería	01/07/2024	3 meses

Tabla 28. Planificación de la prevención. Carga de trabajo.

Demandas psicológicas

Medida preventiva	Responsable	Inicio	Plazo
Realizar cursos formativos en habilidades cognitivas (creatividad, adaptación a nuevas situaciones, memorización).	Responsable de capacitación	01/08/2024	6 meses
Realizar talleres o cursos de aprendizaje de habilidades emocionales y de gestión de situaciones de alta demanda emocional.	Responsable de bienestar emocional	01/08/2024	6 meses
Sesiones grupales para que los trabajadores puedan expresar sus emociones.	Responsable de bienestar emocional	01/08/2024	6 meses

Tabla 29. Planificación de la prevención. Demandas psicológicas.

Variedad/Contenido

Medida preventiva	Responsable	Inicio	Plazo
Capacitar a los trabajadores con nuevas habilidades y/o conocimientos que los empoderen aún más y reduzcan la monotonía laboral.	Responsable de capacitación	01/09/2024	6 meses

Escuchar sugerencias de los trabajadores al respecto, ofreciéndoles la posibilidad de reorganizar sus tareas o realizar otras nuevas si están capacitados para ello.	Coordinador médico y de enfermería	01/09/2024	3 meses

Tabla 30. Planificación de la prevención. Variedad/ Contenido.

Participación/Supervisión

Medida preventiva	Responsable	Inicio	Plazo
Reuniones periódicas con los empleados.	Coordinador médico y de enfermería	01/07/2024	3 meses
Instruir a los supervisores para que sean más cercanos a los trabajadores.	Responsable de capacitación	01/07/2024	3 meses
Ofrecer programas de desarrollo profesional y capacitación continua.	Responsable de capacitación	01/07/2024	6 meses
Crear grupos de trabajo compuestos por distintos representantes de cada nivel.	Coordinador médico y de enfermería	01/07/2024	6 meses

Tabla 31. Planificación de la prevención. Participación/ Supervisión.

Interés por el trabajador/ Compensación

Medida preventiva	Responsable	Inicio	Plazo
Asegurar que todos los trabajadores estén informados de las oportunidades formativas y de desarrollo profesional y personal.	Responsable de capacitación	01/08/2024	3 meses
Garantizar que el salario del trabajador se ajuste a sus labores y capacidades.	Responsable de recursos humanos y Gerente	01/08/2024	3 meses
Crear programas de reconocimiento y recompensa hacia la labor de todos los trabajadores, además de	Coordinador médico y de enfermería	01/08/2024	6 meses

realizar de forma periódica feedback positivo hacia ellos.			

Tabla 32. Planificación de la prevención. Interés por el trabajador/ Compensación.

Desempeño de rol

Medida preventiva	Responsable	Inicio	Plazo
Describir de manera clara y precisa las responsabilidades, procedimientos, tiempos y competencias de cada puesto de trabajo.	Director médico y Gerente	01/08/2024	3 meses
Garantizar que todos los trabajadores cuenten con los recursos y materiales necesarios para desempeñar su trabajo.	Coordinador médico y de enfermería	01/08/2024	3 meses
Ofrecer formación para la toma de decisiones que puedan ocasionar conflictos éticos, legales o que supongan mucho estrés emocional.	Responsable de capacitación	01/08/2024	6 meses
Asegurar que las condiciones de trabajo y equipamiento sean adecuados para las tareas de cada trabajador.	Coordinador médico y de enfermería	01/08/2024	3 meses

Tabla 33. Planificación de la prevención. Desempeño de rol.

Relaciones y apoyo social

Medida preventiva	Responsable	Inicio	Plazo
Fomentar en toda la empresa una cultura de apoyo y comunicación efectiva entre todos los niveles.	Responsable de bienestar emocional	15/07/2024	3 meses
Promover el trabajo en equipo, fortaleciendo los vínculos sociales entre los trabajadores.	Responsable de bienestar emocional	15/07/2024	3 meses

Entrenar a los trabajadores en habilidades sociales.	Responsable de bienestar emocional	15/07/2024	6 meses
Capacitar a todos los empleados en la gestión y resolución de conflictos interpersonales, además de situaciones de violencia o acoso.	Responsable de capacitación	15/07/2024	6 meses
Desarrollar programas para prevenir la discriminación en el ámbito laboral, además de talleres con todos los trabajadores para favorecer un ambiente laboral más sano y eliminando el aislamiento social.	Responsable de capacitación	15/07/2024	6 meses

Tabla 34. Planificación de la prevención. Relaciones y apoyo social.

8. Conclusiones.

- La evaluación de riesgos psicosociales es fundamental en el ámbito laboral de las urgencias y emergencias extrahospitalarias, puesto que sus trabajadores están sometidos a fuertes niveles de estrés laboral y a unas altas exigencias emocionales diariamente.

- La herramienta de trabajo FPSICO 4.1 nos ha resultado de mucha utilidad para llevar a cabo la evaluación de riesgos psicosociales en estos tres servicios de Urgencias y Emergencias Extrahospitalarias de la Región de Murcia. Gracias a sus 44 ítems es capaz de evaluar de forma eficaz y veraz cada uno de los factores de riesgo a los que se ven expuestos los trabajadores de este ámbito. Nos ayuda además a objetivar los puntos de mayor riesgo para poder actuar sobre ellos.

- El factor Participación/ Supervisión es el que más alterado ha resultado en este estudio, con un 72% de los trabajadores en riesgo muy alto y tan sólo un 10% de ellos en situación adecuada. Por tanto, ésta es el área donde debemos implementar más medidas preventivas y de una forma más precoz.

- La Variedad/ Contenido de trabajo es el factor en el que más trabajadores se encuentran en situación adecuada (78%), seguido del Tiempo de Trabajo con un 58% de los trabajadores en situación adecuada. En el primer caso (Variedad/Contenido) puede ser debido a que en el ámbito de las urgencias extrahospitalarias, los trabajadores nunca pueden saber a ciencia cierta qué se van a encontrar cuando lleguen al aviso y nunca uno es igual a otro. En lo que respecta al Tiempo de Trabajo puede ser debido a que en la mayoría de las ocasiones se realizan guardias de 24 horas, lo que les supone mínimo 3 o 4 días de descanso consecutivos hasta la siguiente guardia.

- Es muy importante que los trabajadores tengan claras sus funciones y competencias, además ofrecerles oportunidades de capacitación periódicamente. Todo esto hará que se encuentren más cómodos en su puesto de trabajo y que se reduzcan sus niveles de estrés, aumentando de esta manera su satisfacción laboral.

- Las relaciones interpersonales y el apoyo social es fundamental en estos trabajadores, por lo que es muy importante instruirles en inteligencia emocional y relaciones sociales.

- La implementación de un plan preventivo bien estructurado y detallado no sólo ayudará a mejorar el entorno laboral en el que se ven inmersos los trabajadores de estos servicios de urgencias y emergencias extrahospitalarias sino que también influirá de una manera positiva en su bienestar y salud psicosocial. Este plan de prevención contribuirá además a aumentar la eficiencia y calidad de los servicios prestados por estos trabajadores, fomentando además el desarrollo de mejoras periódicas en sus labores.

9. Referencias bibliográficas.

1. Cox T., Griffiths A., Rial-González E. Investigación sobre el estrés relacionado con el trabajo. Agencia Europea para la Seguridad y la Salud del trabajo. Luxemburgo: Oficina de Publicaciones Oficiales de las Comunidades Europeas; 2005.

2. Gil-Monte PR. Algunas razones para considerar los riesgos psicosociales en el trabajo y sus consecuencias en la salud pública. Rev Esp Salud Pública. abril de 2009;83(2):169-73.

3. Pérez Bilbao J., Nogareda Cuixart C. NTP 926: Factores psicosociales: Metodología de evaluación. Instituto Nacional de Seguridad e Higiene en el Trabajo, Ministerio del Trabajo y Asuntos Sociales. España, 2012.

4. Martín Daza, F. NTP 318: El estrés: proceso de generación en el ámbito laboral.Instituto Nacional de Seguridad e Higiene en el Trabajo, Ministerio del Trabajo y Asuntos Sociales. España, 1993.

5. Fidalgo Vega M. NTP 704: Síndrome de estar quemado por el trabajo o «burnout» (I): definición y proceso de generación.Instituto Nacional de Seguridad e Higiene en el Trabajo, Ministerio del Trabajo y Asuntos Sociales. España, 2005.

6. Fidalgo Vega M. NTP 705: Síndrome de estar quemado por el trabajo o «burnout» (II): consecuencias, evaluación y prevención. Instituto Nacional de Seguridad e Higiene en el Trabajo, Ministerio del Trabajo y Asuntos Sociales. España, 2006.

7. Bresó Esteve E., Salanova M., Schaufeli W. Nogareda C. NTP 732: Síndrome de estar quemado por el trabajo «Burnout» (III): Instrumento de medición. Instituto Nacional de Seguridad e Higiene en el Trabajo, Ministerio del Trabajo y Asuntos Sociales. España, 2007..

8. Pérez Bilbao J., Martín Daza F. NTP 439: El apoyo social. Instituto Nacional de Seguridad e Higiene en el Trabajo, Ministerio del Trabajo y Asuntos Sociales. España, 1997.

9. Boletín Oficial del Estado. Ley 31/1995, de 8 de noviembre, de Prevención de Riesgos Laborales. Madrid: BOE; 1995.

10. Nogareda C. NTP 702: El proceso de evaluación de los factores psicosociales.Instituto Nacional de Seguridad e Higiene en el Trabajo, Ministerio del Trabajo y Asuntos Sociales. España, 2005.

11. Moreno-Manso J, García-Baamonde ME, Blázquez-Almería P, García-Baamonde M, Gallego-Mendiola Á, Guerrero-Barona E. Estrés laboral e inteligencia emocional en el servicio de urgencias y emergencias 112 [Internet]. ResearchGate; 2016 [citado 2024 May 18]. Disponible en: https://www.researchgate.net/profile/Juan-Moreno-Manso/publication/309321841_Estres_laboral_e_inteligencia_emocional_en_el_s ervicio_de_urgencias_y_emergencias_112/links/5809efed08ae1cd5f576b66c/Estr es-laboral-e-inteligencia-emocional-en-el-servicio-de-urgencias-y-emergencias-112.pdf.

12. Bernaldo de Quirós-Aragón M, Labrador-Encinas FJ. Evaluación del estrés laboral y burnout en los servicios de urgencia extrahospitalaria. Int J Clin Health Psychol. 2007;7(2):323-335.

13. Arenal-Gota T, Viana-Gárriz JL, Belzunegui-Otano T, Arenal-Gota T, Viana-Gárriz JL, Belzunegui-Otano T. ¿Presenta desgaste profesional el personal de urgencias extrahospitalarias?. Resultados Encuestas de Malasch. Med Segur Trab. marzo de 2019;65(254):24-36.

14. Fernández Montalvo J, Piñol E. Horario laboral y salud: consecuencias psicológicas de los turnos de trabajo. Rev Psicopatología Psicol Clínica [Internet]. 1 de septiembre de 2000;5(3). Disponible en: http://revistas.uned.es/index.php/RPPC/article/view/3899 [citado 11 de mayo de 2024].

15. Boletín Oficial del Estado. Ley 33/2011, de 4 de octubre, General de Salud Pública. Madrid: BOE; 2011.

16. Oncins de Frutos M., Almodóvar Molina A. NTP 450: Factores psicosociales: fases para su evaluación. Instituto Nacional de Seguridad e Higiene en el Trabajo, Ministerio del Trabajo y Asuntos Sociales. España, 1997.

17. Portal INSST [Internet]. [citado 11 de mayo de 2024]. AIP.29.1.22 - FPSICO. Factores Psicosociales. Método de evaluación. Versión 4.1 | INSST - Portal INSST - INSST. Disponible en: https://www.insst.es/documentacion/herramientas-de-prl/aip/fpsico-factores-psicosociales-metodo-evaluacion-version-4-1-2022

18. Instituto Nacional de Seguridad y Salud en el Trabajo. FPSICO 4.1: Propiedades psicométricas de FPSICO. Madrid: INSST; [citado 20 de enero de 2024]. Disponible en: https://www.insst.es/documents/94886/2927460/FPSICO+4.1+Propiedades+psico m%C3%A9tricas+de+FPSICO.pdf/73c1c9b2-b76a-4f82-5c52-42c1eab84de8?t=1660118527121.